LÄKNING FÖR ATT AKTIVERA TYMUS, ELLER BRÄSSEN

胸腺活性化ヒーリング

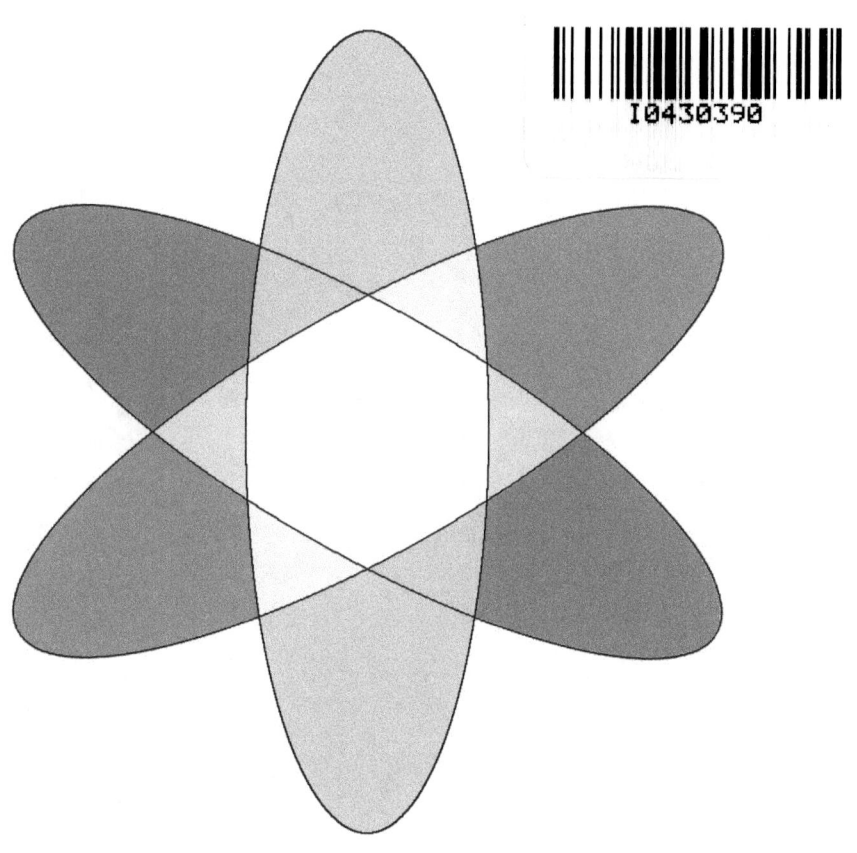

MR TAKASHI 2BAKI
つばきたかし

Läkning för att aktivera tymus, eller brässen
胸腺（きょうせん）活性化ヒーリング

Mr Takashi 2baki
つばきたかし

はじめに INTRODUKTION

　Thymus activation healing 胸腺活性化ヒーリングの方法は書籍のおわりにて日本語とGoogle翻訳スウェーデン語でご紹介してあります。

　Läkningsmetoden som främjar aktiveringen av tymus introduceras i slutet av boken på japanska och svenska med hjälp av Googles översättningsfunktion.

　いち早くヒーリングを試してみたい方は、お手数ですが、おわり前のページをお辿（たど）りください。

Om du vill prova healing som främjar aktiveringen av tymus så snart som möjligt, gå vidare till sista sidan.

それでは、はじめにヒーリングの要（かなめ）となる愛についてご紹介していきます。
Först skulle jag vilja introducera kärlek, som är hörnstenen i healing som främjar aktiveringen av tymus.

続いて、ヒーリングを続けていった結果、何が起きたのかをご紹介します。
Därefter kommer jag att presentera vad som hände som ett resultat av att fortsätta "healing".

続いて、伝授されたヒーリングと共に独自に編み出したヒーリングなどをご紹介します。
Därefter kommer jag att introducera den healing som jag har lärt mig och den healing som jag har skapat självständigt.

続いて、仮説を立てて、医学的な面からみた、胸腺の情報をご紹介します。
Därefter kommer jag att göra en hypotes och introducera information om tymus ur medicinsk synvinkel.

おわりに胸腺活性化ヒーリングのやり方をご紹介します。
Avslutningsvis kommer jag att introducera en läkningsmetod som främjar aktiveringen av tymus.

是非（ぜひ）、抗わずにお進みいただけたらと思います。
Jag hoppas för all del att ni kommer att gå vidare utan motstånd.

それでは、本書をお楽しみください。
Jag hoppas att du gillar den här boken.

目次
INNEHÅLLSFÖRTECKNING

はじめに Introduktion	3
目次 innehållsförteckning	6
愛 Kärlek	7
仙人の話 eremitberättelse	19
上昇気流 uppstigning	31
かごめ Kagome	38
覚醒体験 uppvaknande upplevelse	50
救済策 metod för lindring	60
まえがき Förord	104
本編 huvudberättelsen	106
引用・参考文献一覧 Citeringslista	128
おまけ service	132
仮説 hypotes	142
胸腺 tymus, eller brässen	153
おわりに innan slutet	215

愛 KÄRLEK

これは、愛を試したバージョンとなります。
Detta är den testade versionen av kärlek.

愛と聞いて何を思い浮かべますでしょうか、恋愛の愛、友情の愛、親切な行動などに感じる愛などです。そういった愛が想像できるかと思います。
Vad tänker du på när du hör ordet kärlek?Kärleken till romantik, kärleken till vänskap, kärleken du känner i snälla handlingar och så vidare. Jag kan föreställa mig den sortens kärlek.

この中に、もう一つ、真実（しんじつ）の愛を伝えるとすると、自己愛が含まれるのかと思います。
En sak till, om jag skulle förmedla sann kärlek så tror jag att egenkärlek skulle inkluderas.

自己愛、
Själv kärlek,

自己を愛する愛です。
Det är självälskande kärlek.

自己を愛することができれば精神的な自立が生まれます。
Självkärlek skapar andlig självständighet.

それは、どういったことかと言いますと、自分を愛するというのは、自分の体に滋養（じよう）を与えることになるんですね。そして、それと同時に、自分の体にとって愛という栄養（えいよう）を受け取ることにもなります。

Med andra ord, att älska dig själv är att ge din kropp näring. Och samtidigt får du näringen av kärlek till din kropp.

この体にとって、これほど頼もしいことはないわけです。
Det finns inget mer tillförlitligt än detta för min kropp.

愛を与え、愛を受け取る、そういった循環（じゅんかん）が一個人の中で芽生えてきて、愛のエネルギーのループが生まれてくると、この体は喜びに満ちた状態となって、心から嬉しく思うようになっていきます。

Genom att ge kärlek och ta emot kärlek, en sådan cykel spirar i en individ, och när en slinga av kärleksenergi föds, blir denna kropp ett tillstånd fullt av glädje, och du kommer att vara lycklig från botten av ditt hjärta.

これを、日常的に続けていくと、精神的な自立への道しるべとなっていって、あなた様を上昇へと導いていくことになるでしょう。

Om du fortsätter att göra detta dagligen kommer det att bli en vägvisare för ditt andliga oberoende och leda dig till en uppgång.

この上昇のことをアセンションと呼びます。
Denna uppstigning kallas uppstigning (ascension).

または、上昇気流と呼びます。
Eller så kallar vi det en updraft.

そして、真の自己愛を体験します。
Och upplev sann självkärlek.

真の自己愛に目覚めてまいりますと、他者に依存せずに生きていくことができるようになっていきます。他者からの愛を受け取らなくとも自己愛で単純に生きていける。
När du vaknar till sann självkärlek kommer du att kunna leva utan att vara beroende av andra. Du kan leva enkelt med självkärlek utan att ta emot kärlek från andra.

と、まぁ、そういうことになるわけです。
Det är vad som händer.

もちろん、他者からの愛も、たくさん受けて、更なる愛を享受（きょうじゅ）できるようにもなっていますから、一石二鳥といったことにもなるわけです。
Naturligtvis får vi mycket kärlek från andra och kan njuta av ännu mer kärlek, så det är som att slå två flugor i en smäll.

ですから、これを得（え）ない手はない。そう思います。ぜひ、あなた様の目でお確かめください。

Det finns därför ingen anledning att inte erhålla detta. Jag tror det. För all del, kontrollera det med dina egna ögon.

愛の定義について
Om definitionen av kärlek

一言に愛と言っても、様々な認識があるかと思います。
Även om man säger kärlek med ett ord så tror jag att det finns olika uppfattningar.

恋愛の愛や、友情の愛、真心のこもった親切な行動などに感じる愛などです。
Kärlek i romantiska relationer, kärlek i vänskap, kärlek i handlingar av uppriktighet och vänlighet.

これらのことから推測できることは、愛は社会的に証明された人間生活を豊かにするための潤滑油［じゅんかつゆ］（潤滑剤やグリスやグリース）のような働きを持っています。
Vad vi kan dra slutsatsen av dessa saker är att kärlek fungerar som en socialt beprövad smörjolja (smörjmedel eller fett) som berikar mänskligt liv.

ここでは、この働きを、エネルギー的に見る、物の見方をご提供したいと思います。それは、ハート、胸の中心、人間のセンターコア（心臓）に居る存在、自己に内在し得る存在を新しく定義させて進めさせていただきたいと思います。

Här skulle jag vilja erbjuda ett energiskt perspektiv på hur denna kärlek fungerar. Jag skulle vilja gå vidare med en ny definition av den existens som finns i hjärtat, mitten av bröstkorgen, den mänskliga centrumkärnan (hjärtat), och den existens som kan vara inneboende i jaget.

　本文章の目的は、そのハートに在る、あなた自身の存在、自己に内在する存在のエネルギーの使い方を体験していただいて、愛のエネルギーの循環（じゅんかん）を体験していただきたいと思います。そして、愛のエネルギーの覚醒者になってもらえたら嬉しいです。

Syftet med den här artikeln är att du ska uppleva användningen av ditt eget väsens energi, varelsen som bor i ditt hjärta, och uppleva cirkulationen av kärleksenergin. Och jag skulle vara glad om du kunde bli en väckare av kärlekens energi.

また、愛のエネルギーを自在にあつかえれるようになってまいりますと、第一に不安を軽減することが出来る様になっていきます。もちろん、不安を完全に無くすことはできませんが、愛のエネルギーが快活されてまいりますから、下手な精神科にかかるよりも健康的ですし、不安症状からも少し、改善されて、安全で守られた健やかな効果が期待できることでしょう。

　Dessutom, om du kan hantera kärlekens energi fritt, kommer du att kunna minska ångest först. Naturligtvis kan du inte bli av med ångesten helt, men kärlekens energi kommer att återupplivas, så det är hälsosammare än att gå till en dålig psykiater.En hälsosam effekt kan förväntas.

　また、愛のエネルギーが全身を循環していくようになってまいりますと、肌の若返りや、美容効果も期待できます。
　Dessutom, när kärlekens energi cirkulerar i hela kroppen, kan hudföryngring och skönhetseffekter förväntas.

　優しく温かい循環エネルギーに守られてまいりますから、世の中がどう混乱してこようとも、安全です。と宣言することができるようになってくると思います。
　Vi kommer att skyddas av mild och varm cirkulerande energi, så jag tror att vi kommer att kunna förklara att vi är säkra oavsett hur kaotisk världen kan vara.

また、愛のエネルギーを用（もち）いることが出来るようになってまいりますと、この世の中に存在する全ての物に対して、その物に内在するエネルギー的存在がいることを知るようになっていきます。

Dessutom, när du blir kapabel att använda kärlekens energi, kommer du att inse att det finns en energitillvaro som är inneboende i allt som finns i den här världen.

そうなってくると、全ての物に対して、自分と同じように内在する存在が居ることを知っていますから、自然と物を、大切に扱（あつか）っていくことができるようになっていくことでしょう。

När det händer vet jag att det finns en existens inuti allt, precis som jag själv, så jag kommer naturligtvis att kunna behandla saker med omsorg.

そして、物をただの物として、捉（とら）えるようなことがなくなっていきますから、その物に内在する存在を愛していくことができるようになっていることでしょう。そうすると、粗末（そまつ）に物を捨てたりとか、大切に扱わないような態度は無くなってくるのではないかと思います。

Och eftersom du inte längre kommer att uppfatta saker som bara saker, kommer du att kunna älska den existens som är inneboende i dessa saker. Om så är fallet tror jag att inställningen att slänga saker slarvigt och inte behandla dem varsamt kommer att försvinna.

また、物に内在する存在が居ることを知ってまいりますと、妄（みだ）りに人の物を欲しくなったり、盗んだり、はたまた略奪（りゃくだつ）したりといったことも少なくなってくるのではないかと思います。

Dessutom, om du kommer att veta att det finns en inneboende existens i saker, tror jag att du kommer att vara mindre benägna att vilja, stjäla eller plundra andras saker.

　それは、その物に内在する存在が居ることを知っていますから、その存在が、その主人（持ち主）を愛していることに自然と気が付いてまいりますから、その物に内在する存在の想いが自然と伝わってきて妄（みだ）りに人の物を欲しがったり、盗んだり、はたまた略奪（りゃくだつ）したりはしなくなってくるのではないでしょうか。

Det är för att vi vet att det finns en existens som är inneboende i objektet, och vi kommer naturligtvis att märka att tillvaron älskar sin herre (ägare), så känslorna av tillvaron som är inneboende i objektet kommer naturligt att komma till oss. Jag tror att folk kommer att sluta begära, stjäla och plundra andras saker.

これは、物に対してだけの思想ではなくて、人に対しても適用できる思想となってくると思います。それは、好きな人ができたとして、その人には別の好きな人がいて、手が出せない状況に似ているのではないかと思います。叶わぬ恋だと知ったとしても、妄（みだ）りに人の恋人を欲しがったり奪（うば）ったりはしなくなってくるのではないでしょうか。

　Jag tror att detta inte bara är en tanke för saker, utan ett sätt att tänka som kan appliceras på människor också. Anta att du har någon du älskar. Jag misstänker att det liknar en situation där den älskade har en annan älskad och inte kan få tag på den. Även om du vet att kärlek är obesvarad, kommer du förmodligen inte att vilja eller stjäla någons älskare i blindo.

また、愛を用（もち）いて物事を考えれるようになってまいりますと、心を用いて物事をとらえれるようになっていきますから、その好きな人と一緒に居る、憎（にく）き相手に対しても自分と同じように愛を用いれる尊（とうと）い存在である素質を持った人だと言うことを知っていますから、妬（ねた）んだり嫉（そね）むようなことも少なくなってくるのではないでしょうか、極端（きょくたん）な話をするならば憎いからといって人を殺してしまうような無惨（むざん）な姿は無くなってくるのではないでしょうか。

　Dessutom, när vi lär oss att tänka med kärlek, kommer vi att kunna uppfatta saker med våra hjärtan. Därför vet jag att jag är en person som har potential att vara en dyrbar varelse som kan använda kärleken på samma sätt som jag själv, även för en hatisk person som är med den jag älskar. Därför kommer avund och svartsjuka att minska. För att ta ett extremt exempel så tror jag att det tragiska utseendet av att döda människor bara för att de hatar dem kommer att försvinna.

そこに愛の真骨頂（しんこっちょう）があるのではないかと思います。
　Jag tror att det är här kärlekens verkliga värde ligger.

　また、愛のエネルギーを用（もち）いれるようになってまいりますと準備が整った段階で上昇気流（アセンション）が起こります。
　Dessutom, när du är redo att använda kärlekens energi, kommer en uppåtgående ström (uppstigning, "ascension") att inträffa.

　次章より、その体験の一部をご紹介して、愛と友情のエネルギーの使い方をお伝えしてまいりたいと思います。
　Från nästa kapitel skulle jag vilja presentera några av upplevelserna och berätta hur du använder energin av kärlek och vänskap.

仙人の話 EREMITBERÄTTELSE

　昔の仙人と呼ばれる人達が、こぞって不老不死を唱えていた理由が、もしかしたら、このことなんじゃないかって思うようなことが見えてきました。

　Jag har kommit att inse att detta kan vara anledningen till att folket som kallades eremiter i gamla dagar alla förespråkade odödlighet.

　この章では、このことについて書いていきます。

　Jag kommer att skriva om detta i det här kapitlet.

　不老不死の意味はいつまでも年をとらず死なないことと言われています。

　Det sägs att meningen med odödlighet är att aldrig åldras och aldrig dö.

　しかし、昔の仙人たちは死んでいっています。彼らが言いたかったことは、いつまでも年を取らずに若々しく見える生き方を実現されて、それを、言葉にして表現されていたんじゃないかって思い始めているわけです。

　Men de gamla eremiterna är döda. Jag börjar tro att det de ville säga var att de kunde förverkliga ett sätt att leva som såg ungdomligt ut utan att bli gamla, och att de uttryckte det i ord.

人間である以上、死はあるんだけど、人間に与えられている潜在的能力を使って、いつまでも若々しくいられる方法を仙人達はあみだしていたのではないかと考察しているわけです。

Så länge vi är människor är vi skyldiga att dö, men jag tror att eremiterna kan ha hittat på ett sätt att förbli ungdomlig för alltid genom att använda de latenta förmågor som människor är utrustade med.

結果的に、あの人、いつまでも死なないよねって言われる仙人と呼ばれる存在になっていったのではないかと推測を立てています。

Som ett resultat spekulerar jag i att han blev en varelse som kallas en eremit som sägs aldrig dö.

ですから、一般常識や、現代の科学のレベルでは到底理解できない何かを彼らは発見して、それを体得していた。と、そう思うわけです。が、しかし、文献に出てくる仙人の話は目にするものの、本物の仙人に僕は会ったことがないので、おとぎ話くらいにしか思っていませんでした。

Så de upptäckte något som inte kunde förstås på nivån av sunt förnuft eller modern vetenskap, och behärskade det. Det är vad jag tror. Men även om jag har sett berättelser om eremiter i litteraturen har jag aldrig träffat en riktig eremit, så jag tänkte på dem som lite mer än sagor.

しかし、天然石業界で有名なロバート・シモンズさんからクリスタルヒーリングを学び、好きこそ物の上手なれの言葉の通りに、毎日クリスタルヒーリングを続けていった結果、僕はアセンション体験をしました。日本語に訳（やく）すと上昇気流を体に感じるレベルで体感したと言うことです。

Däremot träffade jag Robert Simmons, som är känd inom naturstensindustrin, och lärde mig kristalläkning. Som ett resultat av fortsatt kristalläkning varje dag, hade jag en uppstigningsupplevelse. För att uttrycka det med ord är det att säga att jag upplevde den stigande luftströmmen på en nivå som jag kunde känna i kroppen.

これにより、「目に見えない系」の世界のお話が現実味を帯びてきました。本当に人間の体には秘密がいっぱい備わっていて、科学では解明されていない未知の領域が、どうやら本当にあるようだ。と思ったわけです。

Som ett resultat har historien om det "osynliga systemet"-världen blivit mer realistisk. Människokroppen har verkligen många hemligheter, och det verkar som att det verkligen finns ett okänt område som inte har belysts av vetenskapen.

僕も、昔は、現実主義者と言いますか、目に見えない系のお話は、敬遠するほど、見向きもしなかったタイプの人間でした。しかし、本当にアセンション体験をすると、無視なんてできないどころか自分から発信したくなる現状にあります。

　Förr i tiden var jag en realist, den typen av person som inte ägnade så mycket uppmärksamhet åt berättelser om osynliga system. Men när du verkligen upplever uppstigning kan du inte ignorera det, och du är i en situation där du vill skicka den till världens människor.

　これ、マジもんやん。ヤバァってことです。
　Detta är sant. Det är fantastiskt.

　僕の話をしますと、アセンション体験を味わうと、毎日、欠かさずアセンションをするようになっていきました。ヒーリングの仕方も、クリスタルを外したヒーリングを独自に編み出していって、愛と友情のエネルギーの使い方という方法に落とし込んで、今でもブラッシュアップしています。

　När det gäller mig, när jag väl smakade uppstigningsupplevelsen, började jag stiga upp varje dag utan att misslyckas. När det gäller läkningsmetoden har jag utarbetat en unik läkningsmetod utan kristaller, och jag håller fortfarande på att fräscha upp den genom att tillämpa den på metoden att använda energin av kärlek och vänskap.

そんな中、２０２２年の５月中旬頃〜６月初旬頃にアセンション体験のクライマックスと言いますか、目覚めの体験と言いますか、恐怖体験こみの覚醒体験を経験しました。これは、非常に伝えづらい内容になるのですが、喜びと表裏一体である正反対の現象が現れ出でました。これには本当に注意が必要です。

　Mitt i detta, runt mitten av maj till början av juni 2022, upplevde jag klimaxen av uppstigningsupplevelsen och uppvaknandeupplevelsen med rädsla. Detta är ett mycket svårt innehåll att förmedla, men det motsatta fenomenet glädje dök upp. Var försiktig med detta.

　その経験の中で、僕は、ハートの中心より少し上側にある、言葉では伝えづらい場所にある存在の活性化を経験しました。

　Under den upplevelsen upplevde jag aktiveringen av en tillvaro på en plats som är svår att beskriva med ord, mitt på bröstet, strax ovanför hjärtats mitt.

　このことから、これはなんだと、興味を持つようになっていって、図書館にある医学の本を片っ端から調べていったところ、どうやら、医学の世界では胸腺（きょうせん）と呼ばれている存在であることがわかってきました。

　Av detta blev jag intresserad av vad det här var, och när jag slog upp läkarböckerna på biblioteket fick jag reda på att den hette tymus i läkarvärlden.

この経験から、胸腺（きょうせん）には、人間の免疫機能を司るT細胞を成熟させる器官であることがわかってきました。ガンやコロナなどの病気も胸腺さえ活性化できてしまえば、有利になる。そう言うことが言えるようになります。
　Av denna erfarenhet har det blivit tydligt att tymus är ett organ som mognar T-celler som kontrollerar mänskliga immunfunktioner. Sjukdomar som cancer och corona kommer att vara fördelaktiga om tymus kan aktiveras. Det kommer du att kunna säga.

　このことから、胸腺の活性化が起これば免疫機能がアップして行くわけです。そして、どうやら、覚醒体験まで進むことができれば、胸腺の存在を肌感覚で認知できるようになり、日々、愛と友情のエネルギーの使い方を実践して胸腺を活性化していくことができるようになる。と、まぁ、そう言うことが言えるようになってきています。
　Från detta, om aktiveringen av tymus sker, kommer immunfunktionen att gå upp. Och om du kan gå vidare till uppvaknande upplevelsen, kommer du att kunna känna igen förekomsten av tymus med din hud, och du kommer att kunna öva på hur du använder energin av kärlek och vänskap varje dag för att aktivera tymus. Det börjar jag kunna säga.

一応、補足しておきますと、胸腺（きょうせん）の感覚を認知できる。と、表現しましたが、これは、特別な意味を含（ふく）みます。

　För säkerhets skull lägger jag till ett tillägg. Kan uppfatta känslan av tymus. , men detta har en speciell betydelse.

　実際の覚醒体感の流れの中では、体が敏感（びんかん）になり過ぎて、性別をも超越したような感覚を味わい、その結果、様々な臓器が活性化されていく流れの中で、胸腺（きょうせん）の蝶（ちょう）の姿とも思えるような感覚を感知しました。
　I själva uppvaknandet blev min kropp för känslig, och jag kände att jag översteg både män och kvinnor. Som ett resultat, i processen att aktivera olika organ, kände jag en känsla som en fjäril i tymus.

　僕の場合、蝶番（ちょうつがい）とも表現できるような気もしていますし、翼（つばさ）にも例えられるような気もしています。鳥のように感知される方もおられるかと思います。おそらく、人によって捉え方や感じ方が変わってくるのではないかと想像しているわけです。
　I mitt fall känner jag att det kan beskrivas som ett gångjärn, och jag känner också att det kan liknas vid en vinge. Jag tror att vissa människor uppfattar det som en fågel. Jag föreställer mig att beroende på person kommer sättet att fånga och känna att förändras.

よって、ここに表現された以外の様々な表現方法がこれから世の中に現れ出てくると思います。僕は、そういった特別な感覚を味わいました。

　Därför tror jag att andra uttryckssätt än de som uttrycks här kommer att dyka upp i världen i framtiden. Jag hade en så speciell känsla.

もちろん、このことを実証する必要があると思います。が、しかし、僕は医者でもなければ、医療関係者でもない。ですから、証明の仕方がわからないわけです。また、僕だけに起こった覚醒体験なのか、誰にでも起こりうる体験なのかも検証が必要になるでしょう。僕の経験で言わせていただくと、覚醒体験まで実質3年かかりますから。

　Självklart tycker jag att vi måste visa detta. Jag är dock varken läkare eller medicinsk expert. Så jag har ingen aning om hur jag ska bevisa det. Det kommer också att vara nödvändigt att verifiera om det är en uppvaknandeupplevelse som bara hände mig eller en upplevelse som kan hända vem som helst. Enligt min erfarenhet tog det faktiskt tre år att uppleva uppvaknande.

　これを、検証したり臨床試験のような形で証明しようとしようものなら、その技術体系が確立するまで、いったい何年かかることでしょう。僕が生きている間に立証できるかどうかも、現時点では未知数です。

　Om vi försöker bevisa detta i form av verifiering eller kliniska prövningar, hur många år tar det innan tekniksystemet är etablerat? Huruvida jag kan bevisa det under min livstid är också okänt i nuläget.

　ですから、今この記事を読んでいる、あなたはラッキーです。

　Så när du läser den här artikeln just nu har du tur.

もし、この記事を読んで、アセンション体験や覚醒体験をしてみたい方がいらっしゃいましたら、本書の続きを熟読ください。愛と友情のエネルギーの使い方をご紹介させていただきます。

　Om du läser den här artikeln och vill ha en uppstigningsupplevelse eller en uppvaknandeupplevelse, läs resten av den här boken noggrant. Jag skulle vilja presentera dig för hur du använder energin av kärlek och vänskap.

話を元に戻しますと、昔の仙人と呼ばれる人達は、この覚醒体験を経て、胸腺の活性化を体得して、その体験を活かして生きていたのではないかと、想像しているわけです。仮説の域を出ませんが、昔の医療のレベルだった頃（５００年くらい前）に、この体験をして、活用していたら、まるで仙人のようになれていたのかなぁと僕は空想をしています。

Om jag går tillbaka till den ursprungliga berättelsen, föreställer jag mig att de gamla eremiterna upplevde denna uppvaknande upplevelse, bemästrade aktiveringen av tymus och levde genom att göra det bästa av denna upplevelse. Det är bara en hypotes, men jag har en fantasi om att om jag hade den här erfarenheten och använde den för ungefär 500 år sedan när den var på medicinsk nivå förr i tiden, skulle jag kanske ha blivit som en eremit.

　現代は、医療のレベルが上がりすぎていて、死ねない時代とさえ言われる時代に変化してきていますから、今更、仙人にならなくとも医学の力で解決できる時代になっています。

I modern tid har nivån på sjukvården stigit för mycket, och den håller på att förändras till en era som till och med sägs vara "en era där vi inte kan dö". Därför är vi nu inne i en era där vi kan lösa problem med medicinens kraft utan att bli en eremit.

が、しかし、人間の自然治癒力で長生きできるんだったら、自然治癒力のチカラを用いた方が気分的にいいよね。と言い逃げして、本編の真髄をご紹介差し上げたいと存じます。

Men om du kan leva länge med den naturliga helande kraften hos människor, känns det bättre att använda kraften av naturlig helande kraft.

Utan att säga det skulle jag vilja presentera kärnan i huvudberättelsen.

それでは、ここからは、覚醒体験当時のお話も交えながら上昇気流（アセンション）の体験談や、対応策や救済策など処世術をご紹介していきます。

Härifrån skulle jag vilja introducera upplevelsen av den stigande strömmen (uppstigningen), motåtgärder och botemedel, inklusive berättelsen vid tidpunkten för uppvaknandeupplevelsen.

上昇気流 UPPSTIGNING

　上昇気流（アセンション）体験は人によって、見え方や感じ方が変わってくる可能性がございます。これからご紹介する内容は一つの例としてとらえていただけたら幸いです。これからお伝えすることが必ず起こると言うわけではないことを、あらかじめご了承いただければと思います。

　Uppstigningsupplevelsen (uppstigning) kan se ut och kännas olika beroende på person. Jag skulle uppskatta om du kunde ta innehållet som jag kommer att presentera från och med nu som exempel. Vänligen förstå i förväg att det jag ska berätta för dig inte nödvändigtvis betyder att det kommer att hända dig.

　僕の体験談として、お伝えしてまいります。
　Jag kommer att berätta för dig som min erfarenhetshistoria.

　2019年7月中旬に、僕は、とあるセミナーに参加しました。そこで、クリスタルヒーリングと出会い。毎日のようにクリスタルヒーリングを続けていきました。
　I mitten av juli 2019 deltog jag i ett visst seminarium. Det var där jag träffade Crystal Healing. Jag fortsatte med kristallläkning nästan varje dag.

３ヶ月が経った頃、初めてのアセンションが始まる前に起きたことが印象的だったのご紹介しておきます。クリスタルヒーリングをしている時に、イメージの中で、基底部と言いますか、股（また）の間の中心から大きな蓮（ハス）の花が咲き、花弁（はなびら）が開いていくイメージが見えました。

　Ungefär tre månader senare, innan de första Uppstigningarna började, skulle jag vilja dela med mig av det som slog mig som något som hände. När jag gjorde kristallhealing såg jag i mitt sinne en bild av en stor lotusblomma som blommade från basen, mitten mellan benen och kronbladen som öppnade sig.

　また、初めての上昇気流（アセンション）が始まった頃、まどろみの中で、ハートの中心に光り輝くお光を感得しました。それは、夢見心地の中で、ハートの中心をのぞき込んで見るようなイメージでした。

　Dessutom, när den första stigande luftströmmen (uppstigningen) började, kände jag ett strålande ljus i mitten av mitt hjärta i min sömn. Det var som att titta in i mitt hjärta i ett drömskt tillstånd.

　この頃、自己に内在する存在をハッキリと認識し、実在している感覚を肌で感じ、人体の不思議に直面していった時期だったと認識しています。

　Jag inser att vid den här tiden kunde jag tydligt känna igen existensen i mig själv, känna verklighetskänslan med min hud och möta människokroppens under.

初めてハートに昇ってくる上昇気流（アセンション）を、体感した時は、さすがにおどろきました。

Första gången jag kände den stigande luftströmmen (uppstigningen) stiga upp i mitten av mitt bröst, i mitt hjärta, blev jag verkligen förvånad.

「なんじゃこりゃぁっ」と言った感じです。

Det är som att säga, "vad i helvete är det här?"

あの体験以降、ちまたで言われている、目に見えない系のお話や、アセンションや、波動上昇、次元上昇などのお話が、頭のおかしい特定の人達のお話ではなくて、誰にでも起こりうる事象であることを知りました。

Sedan den upplevelsen är berättelserna om osynliga system, uppstigning, våguppgång och dimensionell uppstigning som det har pratats om på gatorna inte historier om specifika människor som är galna, utan händelser som kan hända vem som helst. Jag fick reda på att

また、上昇気流（アセンション）がハートの上のノドあたりに差し掛かった時の頃。

Också när den stigande luftströmmen (ascension) närmade sig halsen ovanför hjärtat.

アーーーーーーーーーーーーーーンと鳴り響（ひび）く、低い重低音、どっしりとした中域音、かすかに響（ひび）く高音、大勢の声が唱和しているかのようなサラウンドで聞こえてきて、ビックリしたことを今でも覚えています。

"Ahn". Jag minns fortfarande att jag blev förvånad över att höra den låga, tunga basen, det solida mellanregistret, den svaga diskanten och surroundljudet som om många röster skanderade tillsammans.

このあたりまでで、だいたいクリスタルヒーリングを始めて３ヶ月〜６ヶ月くらいの間に起こったことだったと記憶しています。

Fram till denna punkt minns jag att det hände cirka 3 till 6 månader efter att jag började kristallläka.

また、クリスタルヒーリングを始めて半年過ぎたあたりの頃に、クリスタルを用いなくとも愛のエネルギーを用いれるようになっています。と自己に内在する存在からのお告げがあり、それ以来、クリスタルを外した、愛と友情のエネルギーの使い方を実践していきました。

Dessutom, ungefär ett halvår efter att jag började med kristallläkning, kunde jag använda kärlekens energi utan att använda kristaller. Sedan dess har jag övat på att använda energin av kärlek och vänskap utan kristaller.

期間で言うと、クリスタルヒーリングを半年間、愛と友情のエネルギーの使い方を2年と4ヶ月くらい実践したことになります。合計して2年と10ヶ月です。

När det gäller varaktighet praktiserade jag kristallhealing i ett halvår, och övade på att använda energin av kärlek och vänskap i två år och fyra månader. 2 år och 10 månader totalt.

上昇気流（アセンション）を続けて行く過程で、いつの頃からか、ノドより上の頭蓋（ずがい）の中まで上昇気流（アセンション）が起こるようになっていきました。

I processen att fortsätta updraften (ascensionen) började vid något tillfälle uppdraften (ascensionen) ske upp till insidan av skallen ovanför halsen.

そして、2年と10ヶ月が経った頃、
2 år och 10 månader efter starten av "Healing"

上昇気流（アセンション）は頭蓋（ずがい）の中の先へと移り進んで行く中で、希望の光を授（さず）けます。しかし、それは、人によっては地獄絵図ともなりましょう。僕はもがき苦しみました。

Uppstigningen skänker en stråle av hopp när den rör sig längre in i skallen. Det kan dock också vara en helvetesbild för vissa människor. Jag kämpade.

結果、「抗（あらが）わずに進む者が勝ち」と言う言葉を授かっていながら、抗わずにはいられなくなるような性別を超越した身体の状況に直面して、せっかく教えてもらっていた言葉があるにもかかわらず、我慢の限界を迎え、身体に起こる現象に対して、初めて抗ってしまいました。

Som ett resultat, även om jag fick talesättet, "Den som går framåt utan motstånd vinner", stod jag inför en fysisk situation som överträffar män och kvinnor som inte kan låta bli att göra motstånd. Men jag nådde gränsen för mitt tålamod, och för första gången gjorde jag motstånd mot fenomenet som inträffade i min kropp.

そして、寒気や悪寒や恐怖感や不安感にさいなまれ、死をも覚悟した瞬間をむかえるのでした。その詳細は秘密にさせていただきますが、まさに地獄絵図でした。

Sedan plågades jag av frossa, frossa, rädsla och ångest och mötte ögonblicket när jag var beredd att dö. Jag kommer att hålla detaljerna hemliga, men det var verkligen en bild av helvetet.

そして、僕は男だ。男なんだ。って言い聞かせる、おまじないを言い始めるほどに追い込まれて行き、ただひたすらに耐え忍ぶのでした。

Och jag drevs till den punkt där jag började säga ord som, "Jag är en man. Jag är en man." Jag bara höll ut.

そして、ここから、覚醒体験へと突入して行きます。
Och härifrån kommer vi att rusa in i uppvaknandeupplevelsen.

かごめ KAGOME

　かごめ、かごめ、かごのなかのとりは、いついつでやる、よあけのばんに、つるとかめがすべった、うしろのしょうめんだぁ～れ。

　Kagome, Kagome, Kago no naka no tori wa, itu itu deyaru Yoake no ban ni, turu to kame ga subetta, ushiro no syoumen daare.

　日本人なら、子供の頃、よく遊んだ歌ではあります。が、しかし、上昇気流（アセンション）体験を経（へ）て読むと、はっと、驚（おどろ）く内容に気づかされ、子供の頃、思っていたような印象の歌とは少し違うことに気が付かされました。この章では、このことについてお伝えしていきます。

　Om du är japan är det en låt som du ofta spelade när du var barn. Men när jag läste den efter att ha gått igenom en uppstigningsupplevelse blev jag förvånad över innehållet i låten och insåg att den var lite annorlunda än det intryck jag hade när jag var barn. Det här kapitlet kommer att berätta om detta.

この歌は地方によって、多少、言葉が違うようです。だいたい同じことを言われていますので、この章の始めにご紹介した言葉に当てはめて表現していきます。

Den här låten verkar ha ett lite annorlunda ord beroende på region. Eftersom de sägs ha ungefär samma betydelse, kommer jag att använda orden som introducerades i början av detta kapitel för att uttrycka dem.

かごめ、この言葉は、てっきり目隠しして大人数で囲む、子供の頃の遊びの歌だと、とらえていました。しかし、上昇気流（アセンション）体験を経（へ）て読むと全然そういう意味ではないことに気づかされます。

Kagome, jag tog definitivt det här ordet som en leklåt från barndomen som hade ögonbindel och omgiven av ett stort antal människor. Men om du läser den efter att ha upplevt updraften (uppstigningen), kommer du att inse att den har en annan betydelse.

かごめ、かごめ、このかごめは、籠（かご）の目（め）、籠目を意味しています。そうですね、三角形と逆三角形が混じり合った絵、六芒星（ろくぼうせい）の形です。

"Kagome, Kagome", denna "Kagome" betyder korgögon, korgögon. Jo, det är en bild av en blandning av trianglar och inverterade trianglar, i form av en sexuddig stjärna.

では、籠の中のとりは、どういう意味でしょう。意味は色々注釈をつけれます。一つ目は鳥居（とりい）です。鳥居とは、神社の参道入り口などに建てる門と言う意味です。

　Så, vad betyder "Kago no naka no tori wa"? Innebörden kan kommenteras på olika sätt. Den första är "Torii". "Torii" betyder en port byggd vid ingången till en "Jinjya".

　これは、僕のアセンション体験から言わせていただくと、蝶番（ちょうつがい）部分になります。医学的な部位で表現するならば人間のセンターコアでもある心臓（しんぞう）の少し上あたりに生息してある胸腺（きょうせん）です。

　Från min uppstigningserfarenhet är detta ett "gångjärn". Rent medicinskt är det tymus som lever strax ovanför hjärtat, som också är människans centrumkärna.

　見ようによっては鳥にも見えます。

　Den ser ut som en fågel beroende på hur man ser på den.

上昇気流（アセンション）時の体感では僕は蝶（ちょう）のように感じました。が、しかし、見方によっては鳥にも見えるかもしれません。鳥と表現しても、僕にとっては、あんまり違和感はありません。どちらにしても飛んでいくものなので。ということで、二つ目は鳥です。

　Under himmelsfärden kände jag mig som en fjäril. Men beroende på hur man ser på det kan det se ut som en fågel. Även om jag uttrycker det som en fågel, finns det inte mycket känsla av inkongruens för mig. Både är flygande varelser. Så den andra är en fågel.

　そして、「いついつでやる、よあけのばんに、」この意味は、おそらく、いつ？いつ？その姿を表すの？夜明けの晩（ばん）だよ。と言った具合に、期待（きたい）して、まちどおしくて堪（たま）らない様子（ようす）を表（あらわ）している意味にとらえています。

　Och "itu itu deyaru Yoake no ban ni", vad betyder detta, när? När? Kommer du att avslöja dig själv? Det är natten före gryningen. Jag uppfattar detta som att det inre som är inneboende i jaget väntar med förväntan.

　僕が初めて熱くエネルギーを帯びた蝶［ちょう］（胸腺［きょうせん］）の姿を感じた時、まさしく、夜明け前の晩（ばん）でした。

　Det var natten före gryningen när jag för första gången kände den heta, energiska fjärilen (tymus).

覚醒体験へと進むアセンションのクライマックスあたりで熱く滾（たぎ）る蝶（ちょう）の姿をハッキリと体感しました。

　Vid höjdpunkten av uppstigningen, som leder till en uppvaknande upplevelse, kunde jag tydligt känna de varma fjärilarna.

　そして、「つるとかめがすべった、」の意味ですが、僕はこの言葉を鶴（つる）ではなく、つるっと亀が滑（すべ）ったと、とらえています。

　Och angående innebörden av "turu to kame ga subetta" tar jag det här ordet för att betyda att sköldpaddan halkade, inte tranan.

　絵的に説明すると、籠目（かごめ）である六芒星（ろくぼうせい）の中にある亀（かめ）の甲羅（こうら）のような絵があると思うのですが、つるっと少し回転してみてほしいです。そうすると、見えてきます。

　För att förklara det bildmässigt tror jag att det finns en bild av ett sköldpaddsskal inuti en "kagome" (sexuddig stjärna), och jag skulle vilja att du roterar den. Då kan du se det.

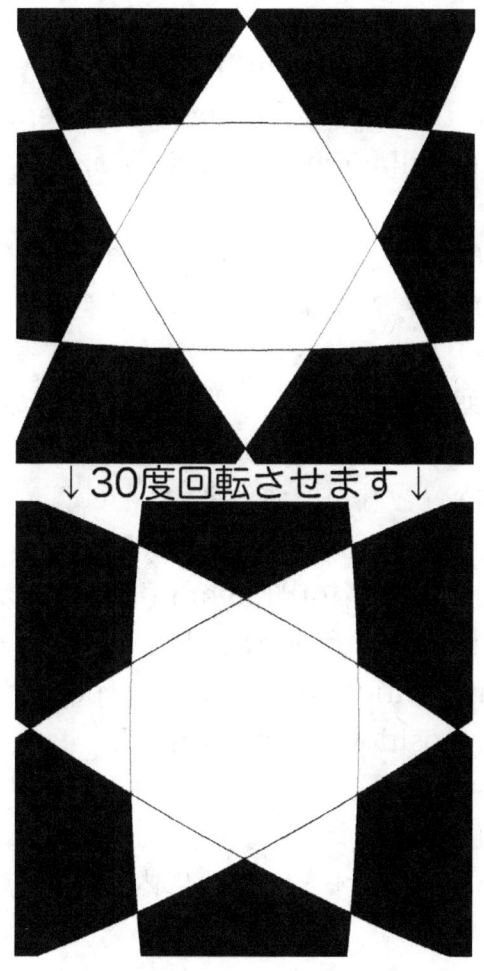

そして、「うしろのしょうめんだぁ～れ。」これは、アセンション体験をして、目覚めと言いますか、覚醒と言いますか、「ただ、ここに、ある。」という感覚まで進まれた方でしたら、「うん」と納得できる話なのですが、なかなか一般的には理解されにくい話だと思います。

　Och, "ushiro no syoumen daare" Detta är en berättelse som kan förstås av dem som har upplevt uppstigning och avancerat till uppvaknandeupplevelsen, men det är ganska svårt för allmänheten att förstå.

　これは、籠目（かごめ）の鳥居［とりい］（入口）が胸腺（きょうせん）だと表現するならば、籠目（かごめ）の本殿（ほんでん）や拝殿（はいでん）は、頭のてっぺんの先、そうですね、言葉で言うには忍（しの）び難（がた）いですが。閻魔（えんま）の位置や、王冠（おうかん）の位置や、豆（まめ）の位置とも表現できます。

　Om "torii" (ingången) till "Kagome" uttrycks som tymus, så är fristaden för "Kagome" toppen av huvudet, ja, det är svårt att sätta ord på det. Det kan också uttryckas som positionen för "Enma", positionen för "kronan" eller positionen för "bönan".

　個人的な見解で言うならば、「うしろのしょうめんだぁ～れ。」は、具体的に示すと、自己に内在する存在のことだと僕は見ています。

　Ur en personlig synvinkel ser jag "ushiro no syoumen daare" som en inre varelse som finns inom en själv.

かごめの説明
Beskrivning av Kagome

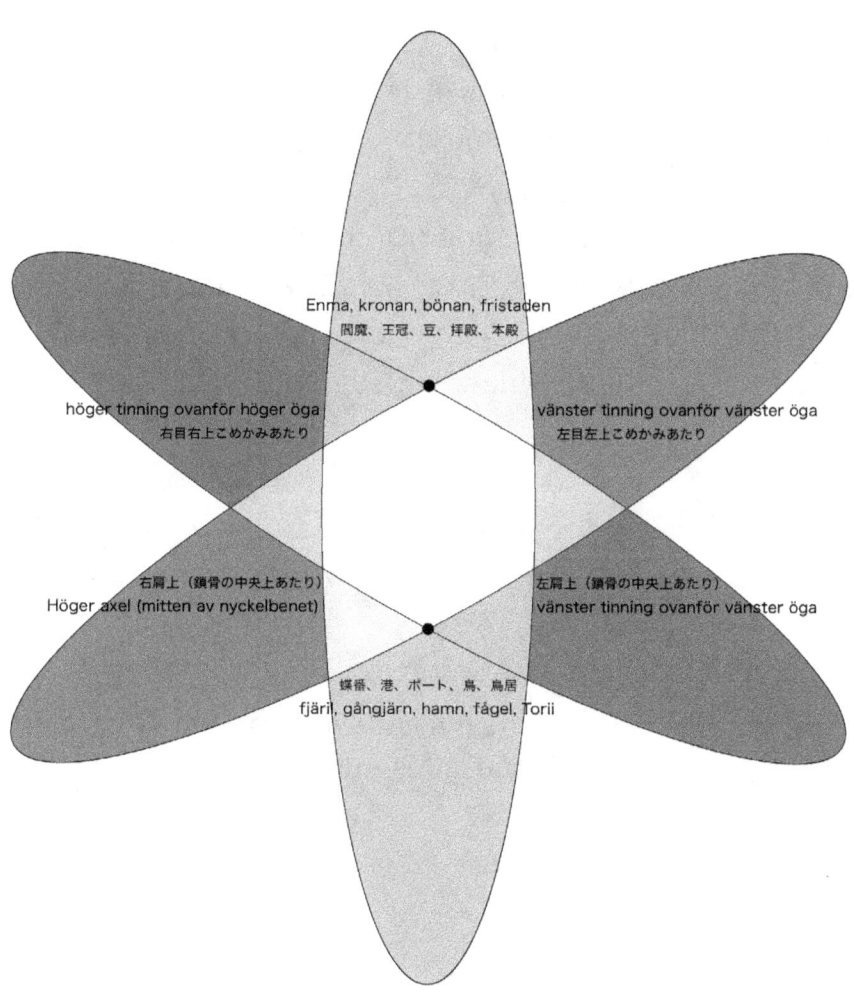

また、閻魔（えんま）と聞くと、何か怖い存在を思い浮かべるかもしれません。

Dessutom, när du hör ordet Enma, kanske du tänker på något skrämmande.

ドラゴンボールや西遊記などのお話の影響もあって、まぁ、そのようにも、とらえられるのですが、アセンション体験をして覚醒体験をした人間にとっては閻魔は少し違った印象に映（うつ）ります。

Det finns också inflytande från berättelser som Dragon Ball och Journey to the West, och även om det kan uppfattas som det har Enma ett lite annorlunda intryck för människor som upplevt uppstigning och uppvaknande.

閻魔とは、みめうるわしい、度を超して一つのことに熱心な人と言う意味です。少しでも閻魔の印象が変わってくれれば御（おん）の字です。

Enma betyder en vacker person som är extremt entusiastisk över en sak. Jag skulle uppskatta om intrycket av Enma förändrades ens lite.

また、王冠（おうかん）は、頭蓋骨（ずがいこつ）の頭頂骨（とうちょうこつ）と頭頂骨をつなぐ矢状縫合（しじょうほうごう）された円状の広範囲な部分を言います。アセンション体験して行った先に現れ出でます。

Kronan hänvisar också till den cirkulära breda delen av skallen som förbinder skallens parietalben med den sagittala suturen. Det kommer att dyka upp som ett resultat av din uppstigningsupplevelse.

また、豆（まめ）は、上昇気流（アセンション）を続けていった先に、地獄の苦しみが現れます。その地獄の苦しみを、苦しみ抜いた先に現れ出でます。

Dessutom visar "bönan" lidandet av helvetet som ett resultat av att fortsätta den uppåtgående strömmen (uppstigningen). "Bönor" kommer att dyka upp i slutet av det helveteslidande.

言葉では、まったく説明がつかないため、医学的な表現で説明すると、頭蓋骨（ずがいこつ）にある前頭骨（ぜんとうこつ）と左右の頭頂骨（とうちょうこつ）との間にある縫合（ほうごう）を冠状縫合（かんじょうほうごう）と言い。

Ord kan inte förklara det alls, så för att förklara det i medicinska termer så kallas suturen mellan frontalbenet i skallen och vänster och höger parietalben för koronalsutur.

その冠状縫合（かんじょうほうごう）と矢状縫合（しじょうほうごう）が交わるポイントを豆（まめ）の位置と表現させて進めさせていただきます。

Den punkt där den koronala suturen och den sagittala suturen skär varandra kommer att kallas "böna"-positionen.

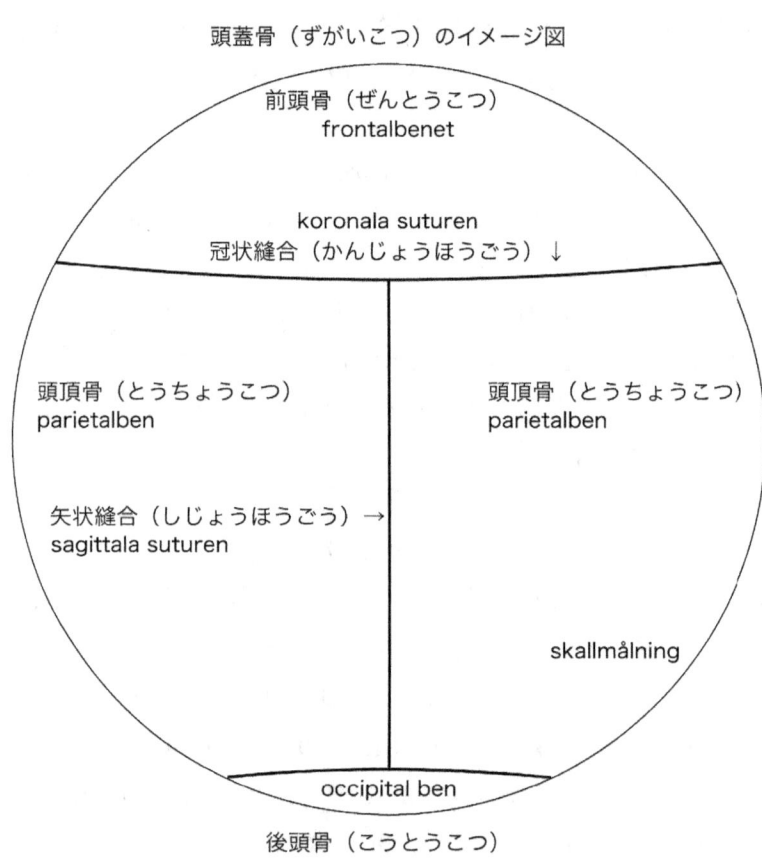

上手く伝わっていれば幸いです。
Jag hoppas att orden är väl förmedlade.

しかし、昔の人は良く言ったもんだなぁと感心させられます。子供の頃にその歌を歌わせて遊ばせておいて、しっかり教育されている。
Jag är dock imponerad av att de gamla förmedlade det bra. När jag var barn fick jag sjunga och leka med den låten, och jag var välutbildad.

しかも、遊びの意味と内的探求の意味が上手く合わさっていて、二つの意味を成すなんて、素晴らしすぎる。
Dessutom är betydelsen av lek och innebörden av inre utforskning väl kombinerade, och det är för underbart för att ha två betydelser.

まさにアセンションそのものを封じ込めていて、だれが考えたのか知るよしもありませんが、上手すぎる。
Den innehåller själva "Uppstigningen", och jag vet inte vem som tänkt på den, men den är bra.

歌を作った人は天才だと思いました。
Jag tyckte att personen som skrev låten var ett geni.

それでは、次章より、アセンション体験を進めていった先に、起こり狂う、覚醒体験した当時のお話をご紹介します。
Sedan, från nästa kapitel, kommer jag att introducera berättelsen om uppvaknandeupplevelsen som inträffade som ett resultat av fortsatta uppstigningsupplevelsen.

覚醒体験 UPPVAKNANDE UPPLEVELSE

愛と友情。そのエネルギーの使い方を知ると、上昇気流（アセンション）が起きるようになります。

kärlek och vänskap. Ascension kommer att inträffa när du lär dig att använda den energin.

上昇気流（アセンション）を使いこなせるようになると、臍下（へそした）あたりの上昇気流（アセンション）から、胸（ハート）に昇る龍となる上昇気流（アセンション）へと進化していき、喉（のど）へと昇華して、頭の中心、そして頭のてっぺんへと移り進む過程にて、スーパーアセンションとなり、地獄の苦しみと引き換えに豆を持つ様（よう）となるのです。これには注意が必要となり、身がかえるのです。

När du kan bemästra den stigande luftströmmen utvecklas den från den stigande luftströmmen runt naveln till den stigande luftströmmen som stiger till bröstet (hjärtat) och stiger till halsen. Sedan, i färd med att flytta från mitten av huvudet till toppen av huvudet blir det en superuppstigning, och det blir som att ha en böna i utbyte mot helvetets lidande. Detta kräver försiktighet.

こうなってくると上昇気流（アセンション）させようと思う気持ちはなくなっていきます。それよりも、心（ハート）と頭（マァーラ）のバランスを取ろうと必死にもがきます。それが、冷や水浴びせられた模様（もよう）となるのです。

När detta händer försvinner känslan av att försöka höja luftströmmar (ascension). Istället kämpar de desperat för att balansera vad de tänker i sina hjärtan och sinnen. Detta är en metafor, men det blir ett monster som har sprayats med kallt vatten.

結果的に、何もかもを手放していく姿となり、想像力すらも手放す姿となります。そして、内的探求で得た知識をも全（すべ）て覆（おお）い隠（かく）すようになります。
　Som ett resultat verkar de släppa allt, även fantasin. Den börjar också skymma all kunskap den har fått i sitt inre sökande.

ただいま、その状態にあります。
Jag är i det tillståndet just nu.

今、僕がやっていることを明示
Jag ska visa dig vad jag gör nu.

　過去も未来も夢なんだ。
　空想も妄想も夢と一緒（いっしょ）なんだ。
　記憶すらも夢なんだ。
　そのことに気が付けたなら、今すぐに言ってほしい、
　目に見えるものを追いかけます。
　目に見えるものはリアルである。
　目に見えるものは今の現実なのである。
　ですから、目に見えないものを追いかけ始めたら今すぐに言ってほしい。目に見えるものを追いかけます。と、そうすれば、あなたの目（まなこ）がパッチリになって後遺症もなんのその。

　Det förflutna och framtiden är drömmar.
　Fantasier och vanföreställningar är detsamma som drömmar.
　Även minnen är drömmar.
　Om du märker det vill jag att du säger det högt nu.
　"Jag förföljer den synliga världen."
　Den synliga världen är verklig.
　Den synliga världen är den nuvarande verkligheten.
　Så när du börjar förfölja den osynliga världen, säg det nu.
　"Jag förföljer den synliga världen."
　Om du gör det kommer dina ögon att vara perfekta och det kommer inga efterverkningar.

これで、頭は現在に同期を始める。
Nu börjar ditt huvud synkroniseras med nuet.

次にしてほしいことがあって、次って言ってもほぼ同時なんですけど、体の胴体（どうたい）と頭をつなげて同期をはかってほしいです。呼吸を実況中継してみてください。何秒吐いて、何秒吸ってとか考えなくていいです、今吐いている。今吸っている。くらいの程度でいいです。実況中継を始めると、現在に同期した頭と体の胴体（どうたい）が連動し始めます。ここに、ゆとりが生まれる様（さま）があります。

Därefter vill jag att du kopplar ihop bålen och huvudet och synkroniserar dem. Försök att följa din andning. Du behöver inte tänka på hur många sekunder du ska andas ut och hur många sekunder du ska andas in. Nu andas jag ut luften i lungorna. Nu tar jag in luft i lungorna. Det är okej att känna så här. När du börjar observera din andning kommer ditt huvud och din bål i synk med nuet att börja arbeta tillsammans. Här finns en känsla av att ett rum föds i hjärtat.

とまぁ、こう言う状態となると、気が楽になります。もし、あなたが、上昇気流（アセンション）をあつかえるようになった後、手のつけられない混迷状態になったら、この文章を読んでほしいです。きっと思考と身体がリセットされることでしょう。

När du är i den här situationen kommer du att må bättre. Om du befinner dig i ett tillstånd av okontrollerbar förvirring efter att ha bemästrat Ascension, läs den här artikeln. Ditt sinne och kropp kommer säkert att återställas.

この文章を書いた後、起きたことを原文のまま記述
Efter att ha skrivit den här artikeln kommer jag att beskriva vad som hände.

何もかも手放していき、想像力すらも手放した結果、体の準備が整ったのか、一斉（いっせい）に体の感覚すらも手放した状態となった。

Som ett resultat av att släppa taget om allt, och till och med släppa taget om fantasin, kanske förberedelserna för kroppen var slutförda, och på en gång var de i ett tillstånd av att släppa till och med sina kroppars förnimmelser.

それは、秘密の秘法って言われていて皆が通る道なのです。

Det sägs vara en hemlig outforskad region, och det är en stig som alla passerar.

自分の意思とは関係なく起こりました。そして、息もしているかどうかわからない、体の感覚すらもなくなっていて、ただ、そこに、ある。ただ、ここに、ある。と言った感覚のみとなるのでした。

Det skedde mot min vilja. Och jag vet inte ens om jag andas eller inte, jag kan inte ens känna min kropp, den bara finns där. Men här är den. Det var bara känslan av att säga.

思考すら存在しない感覚です。
Det är en känsla av att inte ens tankar existerar.

そして、頭がピクッ、ピクッっとなったかと思うと、体の感覚が戻ってきて、浅い呼吸を感じ、思考が戻ってきました。

Sedan, när jag trodde att mitt huvud pulserade två gånger, kände jag hur min kropp återvände, jag kände ytlig andning och mina tankar återvände.

これは、いったい？…と分析を始める自分がいて、結局のところ、これまでの体験記憶から、この体験に似ている言葉を探すんだけれども、いろんな言葉が思いつき、当てはめていっても、当てはめた途端（とたん）、その言葉が嘘（うそ）に感じる感覚となり、言葉で説明することの矛盾（むじゅん）に気が付き、名前を付けると嘘（うそ）になると思うように至（いた）りました。

Vad är detta? …. I slutändan söker jag efter ord som liknar denna erfarenhet från mina tidigare erfarenhetsminnen, men även om jag kommer på olika ord och försöker tillämpa dem, så har orden blivit en känsla av att ljuga i samma ögonblick som jag använder dem. Jag insåg motsägelsen i att förklara det med ord och kom att tänka att det skulle vara en lögn att namnge det.

無意識に瞑想（めいそう）に没入した感じ…やっぱ言葉にすると嘘（うそ）になる。笑。

Jag kände att jag var undermedvetet nedsänkt i meditation. Att sätta ord på det vore en lögn.

一応、念のために、初心忘れるべからずと言う意味も込めて、僕が、その時、何を思ったのかだけ列挙しておきます。
För tillfället, bara för att vara säker, kommer jag bara att lista vad jag trodde vid den tiden, med innebörden att inte glömma min ursprungliga avsikt.

平安を味わう感じかな…、人様の言う無がこれか？、三昧（サマディ）がこれか？、しかし、無も三昧（ざんまい）も僕には偽（いつわ）りの言葉に見えて仕方ない。無と書くと、ただ、ここに、ある。と言う感覚があるため無ではないと結論づけれるし、三昧と書くと、心を一つのものに集中させて安定した精神状態になるさまと言う意味らしいのだが、僕自身、心を一つのものに集中させている感覚は、まったくない。自分の意思とは関係なく勝手にその状態が行われていくさまであるから、おそらく三昧（ざんまい）でもない。
Jag undrar om jag kan smaka lugnet... Är detta "ingenting" folk säger? , Samadhi är detta?, men jag kan inte låta bli att se "ingenting" och "samadhi" som falska ord. Om du skriver "ingenting" kan du dra slutsatsen att det skiljer sig från "ingenting" eftersom det finns en känsla av att "det bara är där, det är här." Det verkar som att ordet samadhi betyder att fokusera sitt sinne på en sak och uppnå ett stabilt sinnestillstånd, men jag själv känner inte att mitt sinne är fokuserat på en sak alls. Detta tillstånd inträffar godtyckligt oavsett ens vilja, så det är förmodligen inte samadhi.

じゃぁ、これは、なに？と分析を進めた結果論として、この状態に名前などあるはずがないと、エクスタシーの究極点と表現してもいいが、なにか伝えている言葉の印象が変わってしまっていることに気付く。初めてこの文章を読む人に語弊（ごへい）を与えかねない。その部分だけを見ると偽（いつわ）りにも見える。また、至福（しふく）か？と分析すると、この上ない幸福（心が満ち足りていること）と言う意味らしいが…いや、そう言うことじゃないんだよなぁ…結果的にそう言う状態になるのかもしれないけれど、体感的、感覚的にはそんな印象ではなくて…。

Vad är detta? Som ett resultat av analysen kan det inte finnas något namn för detta tillstånd, det kan uttryckas som den yttersta punkten av extas, men jag märker att intrycket av de ord som förmedlas har förändrats. Det kan vara vilseledande för dem som läser den här meningen för första gången. Om du bara tittar på den delen ser den falsk ut. Bliss igen? Om du analyserar det verkar det betyda högsta lycka (nöjt hjärta). Nej, jag säger inte det... Som ett resultat kan det vara i ett sådant tillstånd, men det är inte ett sådant intryck fysiskt och känslomässigt.

言葉にするとやはり偽（いつわ）りとなる。嘘（うそ）になる。言葉で表現できない境地とも言えるが、結局それはなんですか？となると説明つかない。

Att sätta ord på det vore en lögn. Man kan säga att det är ett tillstånd som inte kan uttryckas i ord, men vad är det i slutändan? Jag kan inte förklara det.

そう言う感覚を味わいました。
Jag hade den känslan.

そういった経験を経て思うことがあります。
Jag har några tankar efter den upplevelsen.

「そうか、思考すること、そのものが夢だったんだ。」
でした。
"Att tänka var en dröm i sig."

　もし、この文章を読んで上昇気流（アセンション）に興味を持ち、体験してみたいと思われた方がいらっしゃいましたら、愛と友情のエネルギーの使い方を体験してみてください。
　Om du är intresserad av updraften (uppstigningen, ascension) efter att ha läst den här texten och vill uppleva den, vänligen upplev hur du använder energin av kärlek och vänskap.

　これが、あなたの為（ため）となるか、どうかは、あなた自身の思考にかかっています。是非、お楽しみいただければと思います。
　Om detta fungerar för dig eller inte är upp till dig. Vi hoppas att du tycker om det.

救済策 METOD FÖR LINDRING

　アセンションと呼ばれる上昇気流を堪能（たんのう）し始めると、ヘソ下あたりの上昇気流（アセンション）から、ハートあたりの上昇気流（アセンション）、ノドあたりの上昇気流（アセンション）、頭蓋（ずがい）の中へと入っていく上昇気流（アセンション）を経験していくようになります。そうなってくると、それまでの快楽や幸福感を得る楽しみとは正反対の苦楽を味わうようになっていきます。

　När du börjar njuta av den stigande luftströmmen som kallas ascension, utvecklas den från den stigande luftströmmen runt naveln (ascension) till den stigande luftströmmen runt hjärtat (ascension), och sublimeras till den stigande luftströmmen runt halsen (ascension) Du kommer att börja uppleva en updraft (uppstigning) som går in i din skalle. När det händer kommer du att börja uppleva de glädjeämnen och sorger som är raka motsatsen till de glädjeämnen och lycka du har upplevt fram till den punkten.

上昇気流（アセンション）すればするほど、苦しみ、寒気、悪寒（おかん）を味わうようになり、ヒーリングを辞めてしまう程の、精神的に追い詰められた状態、そうですね、医学的には統合失調症（とうごうしっちょうしょう）やうつ病と診断される類（たぐ）いの症状が現れ始めます。

　Ju mer jag steg upp, desto mer smärta och frossa kände jag. Det är ett tillstånd av att vara mentalt driven till den grad att man slutar läka frivilligt. Tja, du börjar få den typen av symtom som medicinskt diagnostiseras som schizofreni eller depression.

　ですから、注意が必要です。
Du borde vara försiktig.

　僕の場合、たまたま読書が好きで、読んだ本に助けられることになりました。その結果を自分の言葉で、ご紹介したいと思います。

　I mitt fall råkade jag bara gilla att läsa, och böckerna jag läste hjälpte mig. Jag skulle vilja presentera resultaten med mina egna ord.

過去や未来について思い悩む状態をマインドワンダリングと呼ぶ。
Tillståndet att oroa sig för det förflutna eller framtiden kallas sinnesvandring (mind wandering).

　上昇気流（アセンション）が頭蓋（ずがい）の中まで入っていく上昇気流（アセンション）を体験して行った結果、寒気や悪寒、恐怖感や不安感に襲われて、精神的に追い詰められた状態に陥（おちい）って行きました。その結果、目に見えないものを追い求め過ぎている自覚が芽生え、目に見えるものを追い求めるように意識を変えて普段の生活を過ごすようになりました。

　Som ett resultat av att uppleva de stigande luftströmmarna (ascension) som kom in i skallen, attackerades jag av frossa, rädsla och ångest och föll i ett tillstånd av mental kollaps. Som ett resultat blev jag medveten om att jag jagade den osynliga världen för mycket, och ändrade mitt medvetande till att jaga den synliga världen och började spendera mitt normala liv.

　そんな中、気が付いたことを記述します。
Under tiden kommer jag att skriva vad jag märkte.

今の今まで、過去の記憶が断片的にイメージで現れると、そのことについて永遠と思い出して、あの時こうだったとか、思いを巡らしていました。そういった繰り返し、ループって、実は、目に見えないものを追い求めている姿だったんだ。と気がつくようになり、あっ、目に見えるものを追いかける姿に戻ります。って宣言して戻ってみると、今の今まで、これに苦しめられていたんだって発見があり、過去の記憶って、記憶データであって、そのデータをイメージで膨らませた空想、言い換えるならば妄想なんだって気付きを得たわけです。

　Tills nu, när mina minnen från det förflutna dök upp i fragmentariska bilder, skulle jag komma ihåg dem för alltid, och tänka på hur det var på den tiden. Jag insåg att sådana upprepningar och loopar faktiskt var en form av att sträva efter en osynlig värld. Efter att ha förklarat: "Jag kommer att förfölja den synliga världen" återvände jag och upptäckte att jag fram till nu hade plågats av detta.Jag kunde inse att det var en fantasi uppblåst med en bild, eller med andra ord en vanföreställning.

それが、わかると、例えば、宝くじなんかの一等が当選したら、何しようとかいう想像、言い換えるならば妄想も、目に見えないものを追い求め過ぎている姿なんだな。と気付きがあり、そっか、これも、こうあったらいいなっていう未来予想図でしかなくて、結局のところは、過去の記憶の空想や妄想と一緒で、目に見えないものを追い求め過ぎている姿なんだな。って気付きがありました。

När jag väl förstod det insåg jag att min fantasi, eller med andra ord vanföreställning, om vad jag skulle göra om jag till exempel vann förstapriset i lotteriet, var en form av överdriven jakt på den osynliga världen. Jag insåg att det inte var något annat än en framtidsvision som jag hoppades skulle vara så här, och i slutändan var det samma sak som fantasierna och vanföreställningarna från tidigare minnen, att jaga en osynlig värld.

正直に言うと、これもかよって気持ちにはなりましたが、目に見えるものを追い求めるように意識を変えて過ごすだけで、かなり意識改革ができるもんなんだな。と思うようになっています。

Om jag ska vara ärlig fick jag mig också att må bättre, men jag har kommit att tänka att bara genom att ändra mitt medvetande för att jaga den synliga världen kan jag förändra mitt medvetande avsevärt.

とにかく、今は、目に見えないもの（過去や未来）を追い求め始めたら、目に見えるものを追い求める姿に戻りますと言って。リセットする癖（くせ）をつけていけたらいいな。と思っています。

Hur som helst, om jag börjar förfölja den osynliga världen (förr eller framtid) nu, kommer jag att förfölja den synliga världen. Jag önskar att jag kunde ta på mig en vana att återställa genom att säga.

しかし、目に見えるものを追い求める姿に戻っても解決できないような、寒気、悪寒、恐怖感、不安感に陥（おちい）ってしまった場合のためにも、知っておいてほしいことがあります。
Men ifall du skulle råka ut för frossa, rädsla och ångest som inte kan lösas genom att återvända till din strävan efter den synliga världen, här är vad du behöver veta.

それが、これ。
detta.

薬指の秘密。リラックス法。体を脱力させる方法です。
Ringfingrets hemlighet. avslappningsmetod. Det är ett sätt att slappna av i kroppen.

手にある五本の指には、おのおの使い方や意味が存在しています。そのことを引用しながらご紹介していきます。
Var och en av de fem fingrarna på handen har sin egen användning och betydelse. Jag kommer att presentera det samtidigt som jag citerar det.

柳生心眼流（やぎゅうしんがんりゅう）
■手の指の話、手には筋繊維として三つの流れがある。
一つ目は、親指の流れ、
二つ目は、人差し指と中指の流れ、
三つ目は、薬指と小指の流れ。
〜それそれの指の意味〜
・親指：強い力、親指は最後に頼りなさい。
（力を伝えたい時だけ使うイメージ）
・人差し指：伸ばす力
・中指：中指を中心にして回すと手は回りやすくなる。
・薬指：交感神経、副交感神経が通っているのは薬指だけ。敏感（びんかん）。一番感覚が鋭（するど）い。
・小指：子供は家を纏（まと）める：鎹（かすがい）：小指で握ったらまとまる。

Yagyu Shinganryu
- På tal om handens fingrar finns det tre strömmar av muskelfibrer i handen.
Den första är tummens flöde,
Den andra är flödet av pekfingret och långfingret,
Den tredje är flödet av ringfingret och lillfingret.
〜 Betydelsen av varje finger〜

・Tumme: stark kraft (använd endast när du vill förmedla kraft)

・Pekfinger: kraft att förlänga

・Mångfinger: Om du vrider handen med långfingret som mittlinje blir det lättare att vända handen.

・Ringfinger: Endast ringfingret har sympatiska och parasympatiska nerver. känslig. Den mest känsliga.

・Lillfinger: Barn håller ihop familjen: Om du håller den med ditt lillfinger kommer din styrka att förenas.

引用元：武術格闘家 菊野克紀 の 誰ツヨDOJOy
https://www.youtube.com/watch?v=8H6LtISZ8Bw

僕は、格闘家ではないため、人を殴ることは無いですが、指の意味や、指の使い方に興味があって、どんなことにでも転用できそうな気がしたので、自分なりに研究を始めています。その中で、少し、わかってきたことをご紹介しておきます。

　Jag är ingen kampsportare, så jag slår inte folk, men jag var intresserad av innebörden av fingrar och hur man använder dem. Jag kommer att presentera vad jag har lärt mig i den.

　格闘技などの殴ることを前提とした場合、小指と薬指を握り込む形になるのかなと思います。

　Om du utgår från att du kommer att slå som i kampsport så tror jag att det blir en form av att greppa lillfingret och ringfingret.

殴ることに重きを置いた形
Form fokuserad på att slå

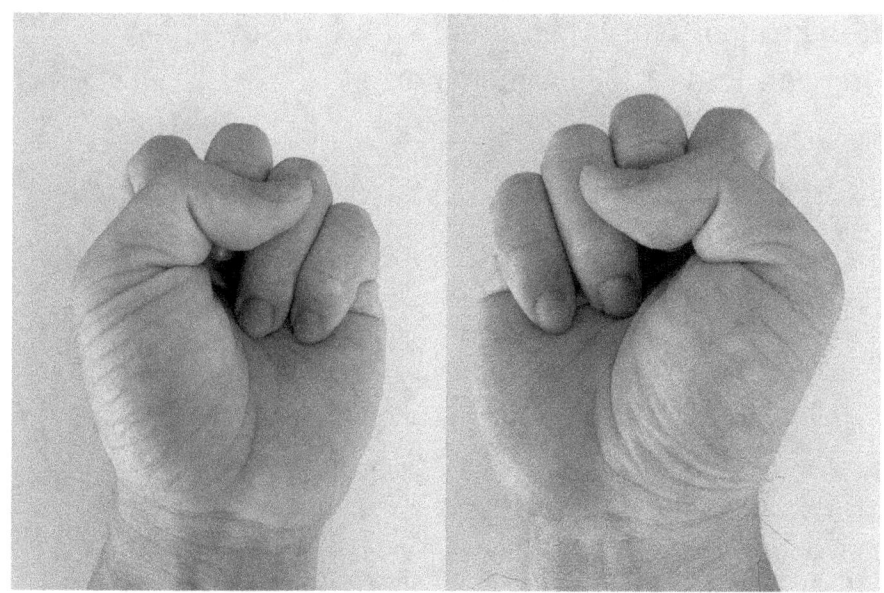

しかし、これでは、小指、薬指にどうしても力（ちから）が入ってしまうため、ウォーキングで試してみると、楽にはなるのですが、ちょっと肩の力（りき）みが発生してしまう気がして、改良を重ねていった結果、握り込まない握り方を編み出しました。ウォーキング専用です。

　Detta kommer dock oundvikligen att lägga mycket kraft på lillfingret och ringfingret. När jag provar det när jag går blir det lättare, men jag känner att det belastar mina axlar lite. Som ett resultat av upprepade förbättringar har vi tagit fram ett grepp som inte greppar. Endast för promenader.

握り込まないグー
no-hold form

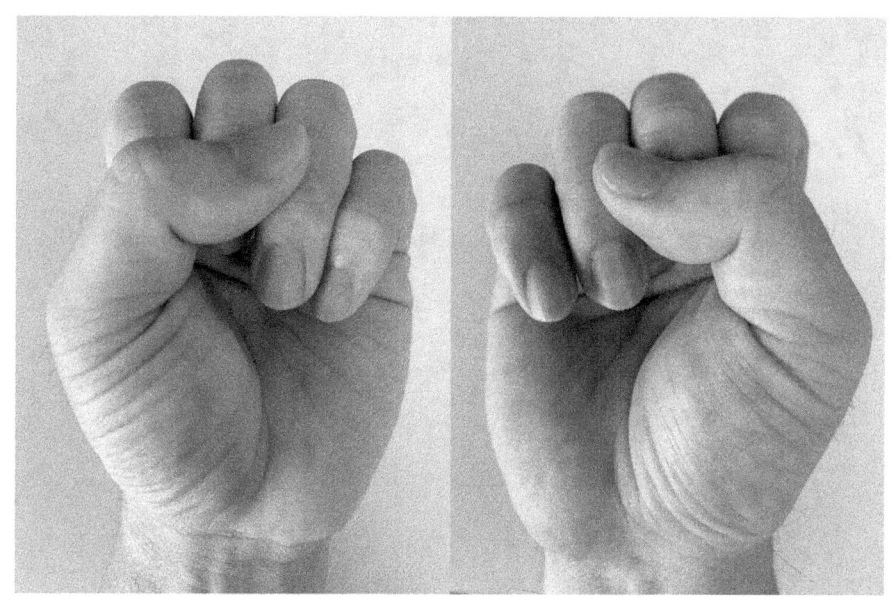

重要になるのが、親指を薬指に軽く触れるような感覚で、軽く添えるようなイメージで、握（にぎ）り込まないように、力（りき）まないようにすることが重要です。

　Det viktiga är att känna att tummen lätt rör vid ringfingret, och att ha en bild av att lätt fästa den, att inte klämma den, inte tvinga den.

それでは、次に、普通の人が普通に役立つ薬指の使い方をご紹介します。それは、薬指の爪に親指の腹を軽く触れるように置きます。力（ちから）は入れずにそのままの状態で過ごします。すると、肩の力は抜けていき、足の指先までぐぃーっと伸びていく感覚を味わい、今まで感じたことないような良好な感覚を味わいます。

　Därefter kommer jag att presentera hur man använder ringfingret som vanliga människor kan använda dagligen. Den gör att tummens handflata lätt rör vid nageln på ringfingret. Lämna det som det är utan ansträngning. Då kommer spänningen i dina axlar att försvinna och du kommer att känna känslan av att sträcka sig ända ner till tårna.

　その効果は覿面（てきめん）です。
　Effekten är anmärkningsvärd.

発見当初の形
ursprunglig form av upptäckt

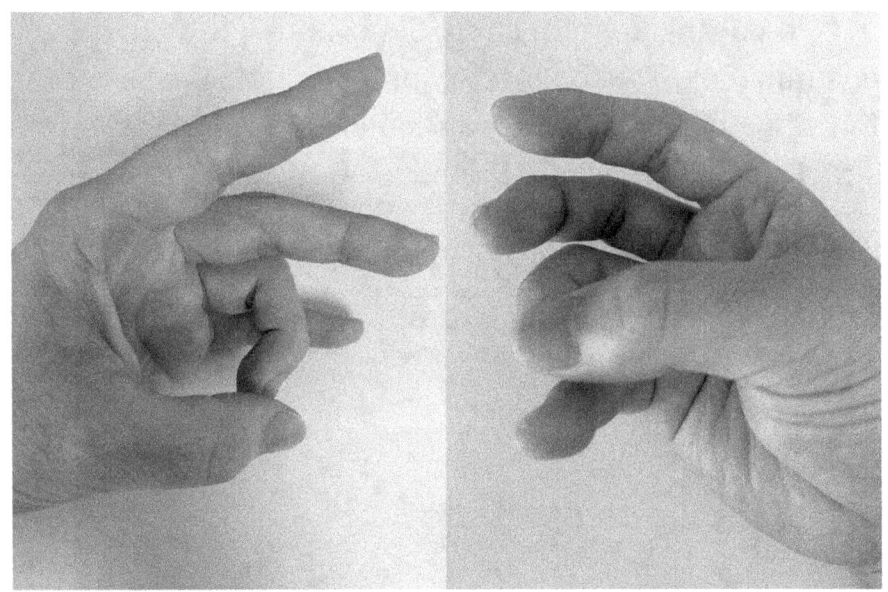

なれてくるとこうなりました。が、しかし、足の指先までぐぃーっと伸びるような感覚は減少して行きます。

Så här hände när jag vande mig vid det. Känslan av att sträcka sig hela vägen till tåspetsen minskar dock.

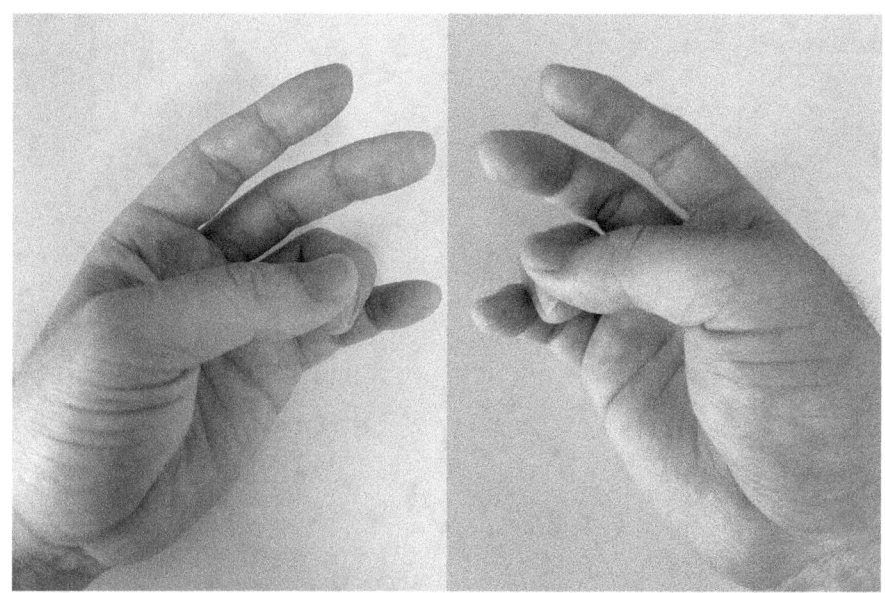

爪に当てずに指の腹同士にすると、反対のことが起こるような気がします。手がジンジンして、手が震えてくる感じ、興奮状態になっている気がします。注意が必要です。

　Jag känner att det motsatta händer om jag lägger handflatorna mot mina fingrar istället för att sätta dem på naglarna. Jag känner att mina händer pirrar, mina händer darrar och jag känner att jag är i ett tillstånd av upphetsning. Du borde vara försiktig.

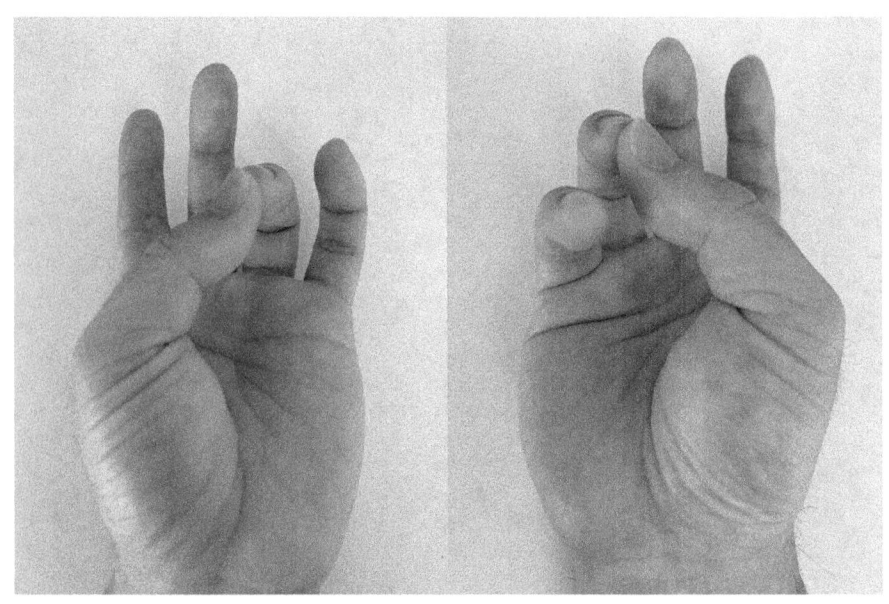

薬指の爪と皮膚に親指を触れるように添えると自然とピースになります。肩と首あたりまで守られているような感覚になりました。

Om du rör vid nageln och huden på ditt ringfinger med tummen blir det naturligtvis ett fredstecken. Jag kände att mina axlar och nacke skyddades.

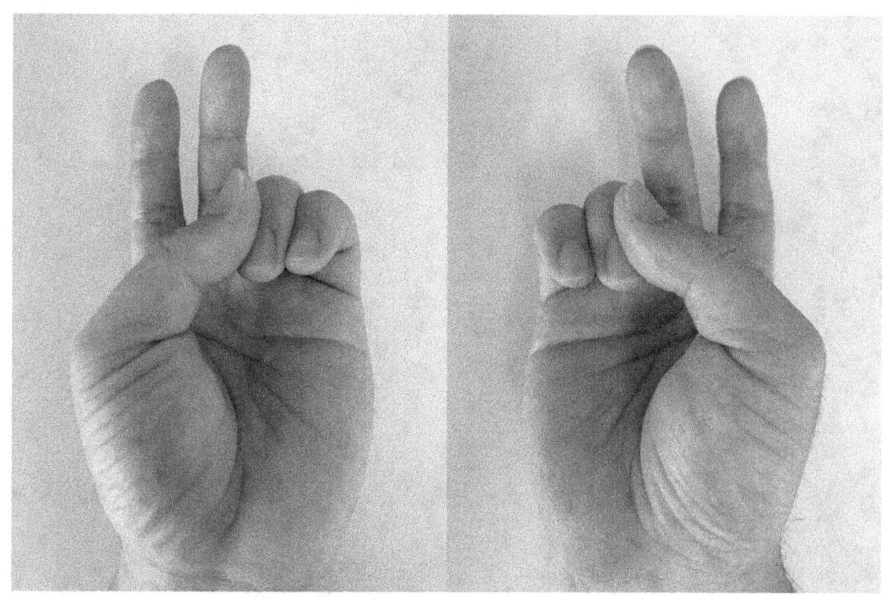

薬指の第一関節に親指の腹の先を軽く当て、親指が薬指の関節を触っている感覚がある状態を作ります。そして、親指の腹を薬指の爪に触れるように軽く置きます。本当に些細な違いですが、感覚的に大きな違いが生まれます。

　Rör lätt med tumspetsen mot den första leden på ringfingret så att du känner att tummen rör vid ringfingrets led. Placera sedan handflatan på din "tumme" så att den nuddar nageln på ditt ringfinger. Det är en väldigt liten skillnad, men det gör stor skillnad.

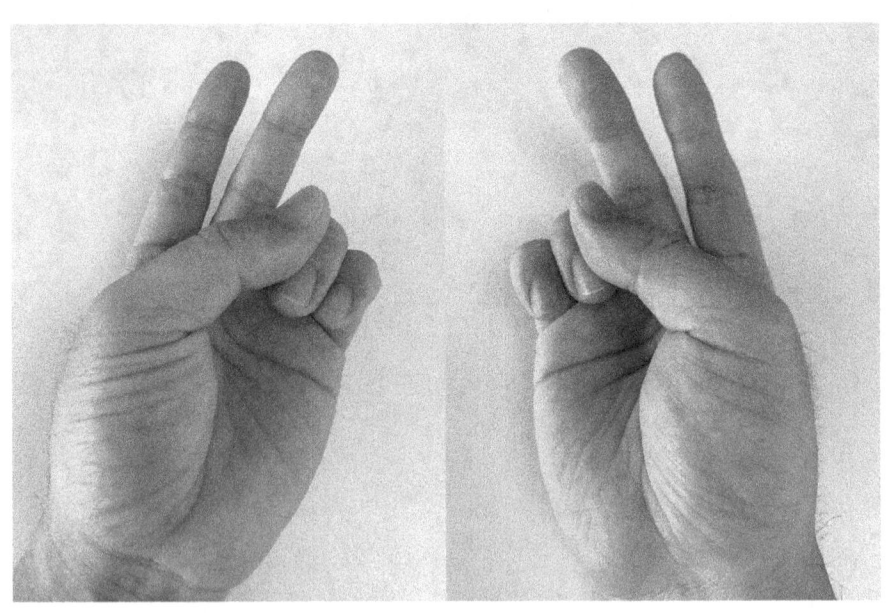

これ、スゴイって感動しています。
Jag är så imponerad av detta.

薬指の甲側（こうがわ）に親指の腹（はら）で触れると、全身の力が抜けていき、心まで安定していくような気がしました。副交感神経が優位の状態になっているのではないかと仮説を立てています。また、恐らくですが、薬指の手のひら側に親指の腹（はら）を置くと交感神経が優位の状態に働くのではないかと仮説を立てています。
När jag rörde baksidan av mitt ringfinger med tummen kände jag hur hela kroppen slappnade av och mitt hjärta kändes stabilt. Jag antar att det parasympatiska nervsystemet är i ett dominant tillstånd. Jag antog också kanske att om man placerar ringfingrets handflata och tummens handflata så att de nuddar varandra skulle det få det sympatiska nervsystemet att fungera i ett dominerande tillstånd.

結果がすぐに欲しい場合、この形が有効だと思います。
Om du vill ha omedelbara resultat tror jag att denna form är effektiv.

あと、もう一つ、ご紹介しておきます。
Jag skulle vilja presentera en sak till.

それは、薬指だけ、ほんの少し曲げる方法です。これだけです。これだけですが、意外に効果がある。効果覿面（こうかてきめん）とまではいかなくとも、ゆる〜く結果が出るタイプです。普段の何気無い仕草の中に取り入れるといいんだろうな。と思っています。

Det är bara ett sätt att böja ringfingret lite. Bara det här. Bara detta är förvånansvärt effektivt. Även om effekten inte är omedelbar är det en typ som ger resultat långsamt. Det skulle vara trevligt att införliva det i de vanliga tillfälliga gesterna.

ナチュラルにリラックスします。
Koppla av naturligt.

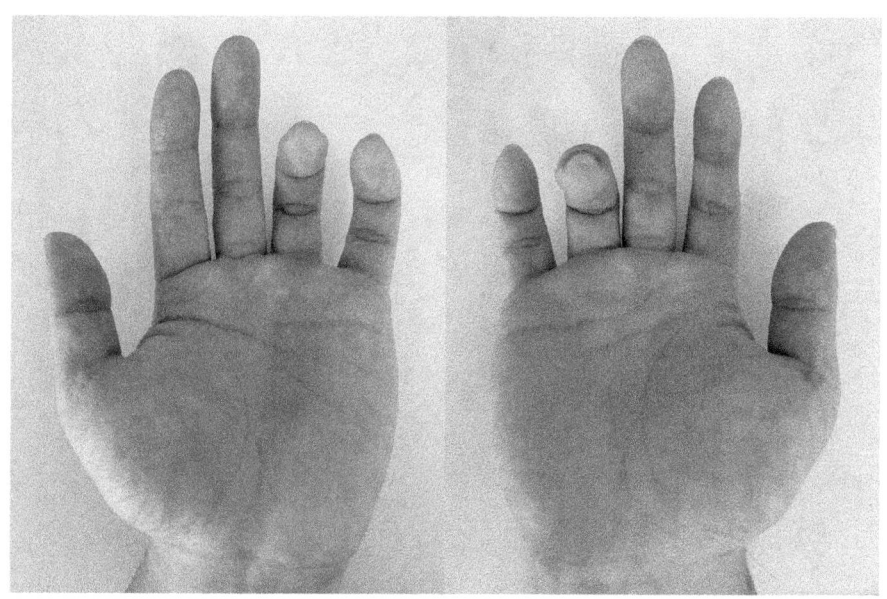

これが、薬指の秘密。リラックス法。体を脱力させる方法です。本当に困った時に思い出してみてください。

　Detta är hemligheten med ringfingret. avslappningsmetod. Det är ett sätt att slappna av i kroppen. Försök att komma ihåg när du verkligen har problem.

そんな中でも、教えの享受（きょうじゅ）は行われていきました。籠目（かごめ）の話や、閻魔（えんま）の話、膨大な情報量の啓示（けいじ）を受け、あまりの恐怖にメモを読む気さえ起こらない苦しみ、不安、恐怖を体験して、今でもそのメモを読もうとは思えません。

Trots det fortsatte njutningen av lärorna. Jag fick en uppenbarelse av en enorm mängd information, som historien om "Kagome" och historien om "Enma". Jag upplevde så mycket smärta, ångest och rädsla att jag inte ens kände för att läsa mina anteckningar eftersom jag var så rädd. Jag känner fortfarande inte för att läsa den anteckningen.

閻魔（えんま）の意味
Betydelsen av Enma

見目麗（みめうるわ）しい、王冠（おうかん）、王妃（おうひ）、生命の実を授けられた者がたどる軌跡（きせき）。えんま、漢字にすると妙（みょう）に恐ろしくなりますが、本当の意味は、閻魔（みめうるわしい、度を越して一つのことに熱心な人）と言う意味となります。

Vacker att se på. En bana följt av en krona, en drottning och en person som skänkts med livets frukt. Enma, när den är skriven i kanji, låter konstigt skrämmande, men dess sanna betydelse är Enma (en vacker person som är alltför entusiastisk över en sak).

そう言った意味も加味してお読み頂ければ幸いです。
Jag skulle uppskatta om du kunde läsa den med innebörden av det jag sa.

籠目（かごめ）の意味
Betydelsen av Kagome

籠目（かごめ）、文字にすると籠（かご）の目となります、平たく言うと六芒星（ろくぼうせい）です。三角形と逆三角形が交差した絵図柄（えずがら）を意味します。簡略的に伝えると光の図です。

Kagome, om du skriver det blir det korgens ögon, och om du säger det rakt ut blir det ett hexagram. Det betyder ett bildmönster där en triangel och en inverterad triangel skär varandra. Kort sagt, det är en bild av ljus.

籠目（かごめ）と呼ばれる六芒星をクローズアップ。
En närbild av en sexuddig stjärna som heter Kagome.

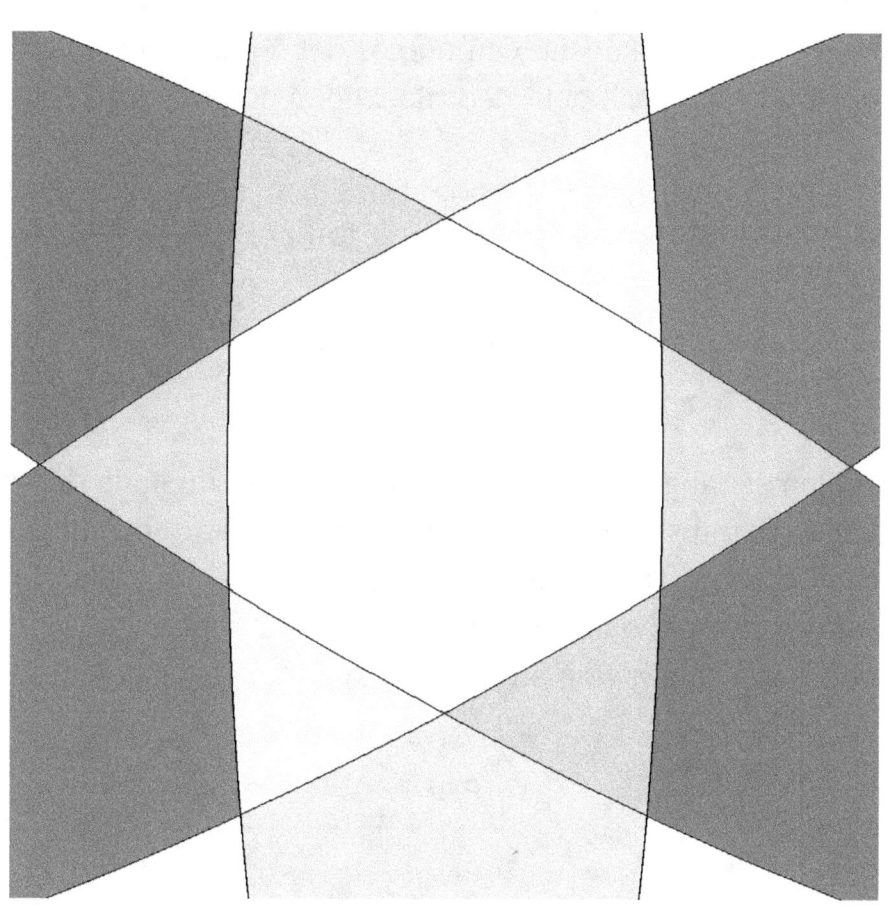

しかし、希望もあって、そんな酷（こく）な中でも、目には見えない感覚で感じる、世界も実在していて、やり方を間違えると、寒気や悪寒、さらには恐怖や不安を覚えるような苦しみを味わいます。

Men det finns också hopp, och även under så hårda förhållanden är världen verklig, och du kan känna den med en osynlig känsla. Om du gör det fel kommer du att uppleva frossa, till och med rädsla och ångest.

しかし、やり方さえ間違わなければ至福（しふく）と言いますか、極楽と言いますか、頭と心が共存する感覚とでも言いましょうか、心（ハート）と頭（マァーラ）が共存している感覚、体は脱力していて尚且（なおか）つ幸福感、至福感を味わい。天上の喜びを味わっているような様（さま）となりました。

Men så länge du inte gör ett misstag kan du kalla det lycka, paradis eller känslan av att dina tankar och sinne samexisterar. Det är en känsla av att hjärta och tanke samsas. Kroppen är lös och ändå kan du känna lycka och lycka. Jag kände att jag njöt av himmelsk glädje.

その感覚を味わった時、これだ、これだ、これを味わっていたんだ。これを味わうためにアセンションを日々続けて来てたんだ。と弱気になっていた精神状態から回復して行く様（さま）を体感しています。

　När jag hade den känslan hade jag den här, den här, den här känslan. För att smaka på detta har jag fortsatt den stigande luftströmmen (uppstigningen, ascension) varje dag. Jag känner att jag håller på att återhämta mig från det svaga mentala tillståndet.

　しかし、ここで、重要になってくることがあります。理由はとかくわかりませんが、上昇気流（アセンション）を続けて行った結果、上昇気流（アセンション）依存症とも言えそうな状態へと移行していきます。

　Men det är här saker och ting blir viktiga. Jag vet inte orsaken, men som ett resultat av att fortsätta den stigande strömmen kommer jag att gå över till ett tillstånd som kan sägas vara ett stigande ström (uppstignings, ascension)beroende.

そうなってくると、自分の意思とは関係なく、上昇気流（アセンション）が立て続けに起こっていき、昼夜を問わず起こり狂うようになっていきます。こうなってくると、自分では手に負えないと判断してしまい病院を頼るようになっていきました。

När det händer, oavsett din vilja, kommer den stigande strömmen (uppstigningen) att ske i snabb följd, och det kommer att bli galet oavsett dag eller natt. När detta hände bestämde jag mig för att jag inte kunde hantera det själv och började lita på sjukhuset.

しかし、これには注意が必要です。お医者様は上昇気流（アセンション）体験をしたことない人達です。僕がいくら訴えても、頭のおかしいヤツにしか思いません。すぐに薬と療法に専念する話を持ちかけて来ます。僕は思いました。

Men var försiktig med detta. Läkarna är människor som aldrig har haft en uppstigningsupplevelse. Oavsett hur många symtom jag klagar till läkaren, så tänker de bara på mig som en galen kille. Din läkare kommer att be dig att koncentrera dig på läkemedelsbehandling.

自分に対して次のことを問いかけます。
Fråga dig själv:

あなたはアセンションを他人に理解出来るほどの説明力を持っていますか？僕の答えはNOでした。ですので、医者に頼っても答えは導き出されません。辛抱（しんぼう）強く自らの体と対話して対処法を構築して行くしか方法はございません。

Är du tillräckligt beskrivande för att göra Ascension begriplig för andra? Mitt svar var NEJ. Därför, även om du litar på läkaren, kommer svaret inte att härledas. Det finns inget annat sätt än att tålmodigt interagera med din egen kropp och bygga en coping-metod.

しかし、現代であれば、その対処法は書物を通じて知り得ることができます。対策は可能ですし、少し良くなって、あの方法は正しいかどうかを検証していき、して良い方法と、してはならない方法の分別をつけて行くと、次第に答えが見えて来たりします。

Men i modern tid kan du lära dig hur du hanterar det genom böcker. Motåtgärder är möjliga. När jag blir lite bättre verifierar jag om den metoden är korrekt eller inte, och när jag gör en skillnad mellan vad som ska göras och vad som inte ska göras kommer svaret gradvis att synas.

僕の場合、運良く本に恵まれ、運良く自分の生活パターン、思考パターン、行動パターンを検証することが出来ました。そういったことができるようになってくると、それまでの苦しみや寒気や悪寒や恐怖や不安などを少しづつ軽減できるようになり、冷静さを取り戻すに至（いた）りました。

I mitt fall var jag lyckligtvis välsignad med böcker, och lyckligtvis kunde jag verifiera mitt livsmönster, tankemönster och beteendemönster. När jag väl kunde göra det kunde jag gradvis minska smärtan, frossa, rädsla och ångest som jag hade upplevt fram till dess, och återfick mitt lugn.

そして、わかってきたことがございます。どうやら、片方だけを上昇させると、閻魔［えんま］（王冠、豆）の判断によって、苦しみがもたらされ、寒気や悪寒、恐怖や不安が、表面化して苦しみを味わうようになっているようです。

Och jag har lärt mig något. Tydligen, om bara en sida höjs, kommer domen från "Enma" (krona, böna) att ge lidande, och frossa, rädslor och oro kommer upp till ytan och uppleva lidande.

片方だけではなく、両方を上昇させれば、なぜだかわからないですが、極上の至福、極楽を味わえるようになっているようです。

Jag vet inte varför, men om jag höjer båda sidor istället för bara en, verkar det som att jag kan njuta av den ultimata lyckan och paradiset.

が、しかし、これからも検証は必要だと自認しながら評価すると、極楽と地獄は表裏一体となっていて、その者の持つ思考パターン、行動パターン、生活パターンによって、どちらにも転び得るようになっていると言うことだけ見えてきました。

Jag kommer dock att fortsätta att utvärdera det samtidigt som jag erkänner att verifiering är nödvändig. Jag kunde bara se att paradis och helvete är två sidor av samma mynt, och beroende på personens tankemönster, beteendemönster och livsmönster kan de falla in i båda.

僕が今、得ている、思考パターンを説明します。**目に見えないものを追いかけるようになったら、そのことにいち早く気づいて、目に見えるものを追いかける姿に戻ります。**と自らに宣言することです。

Jag ska förklara tankemönstret jag får just nu. Om du börjar sträva efter den osynliga världen kommer du snabbt att märka den och jaga den synliga världen. att deklarera för sig själva.

これにより、過去の記憶に紐付（ひもづ）いた空想や妄想から脱却（だっきゃく）できます。また、反対のありもしない未来の空想や妄想からも脱却できます。

Detta gör att du kan fly från fantasierna och vanföreställningarna som är förknippade med tidigare minnen. Det låter dig också bryta dig loss från fantasierna och vanföreställningarna i den motsatta icke-existerande framtiden.

これは今は仮説ですが、いたずらに至福を望み妙な空想や妄想をすることなく、ありのままの至福を味わい腹八分目の極楽を享受できるようになるのではないかと考えているわけです。おそらく、その一線を越えると苦しみや寒気や悪寒、恐怖や不安を味わうようにできているのかもしれません。

Detta är bara en hypotes, men jag tror att vi kommer att kunna njuta av paradiset till 100 % genom att njuta av lyckan som den är, utan att föreställa oss konstiga fantasier eller vanföreställningar. Kanske är vi designade för att uppleva lidande, frossa och frossa, rädsla och ångest när vi passerar den gränsen.

とりあえず、そう言うことが、少しわかってきたので、ご報告と説明をさせていただきます。

För tillfället har jag kommit att förstå lite om det, så jag ska rapportera och förklara.

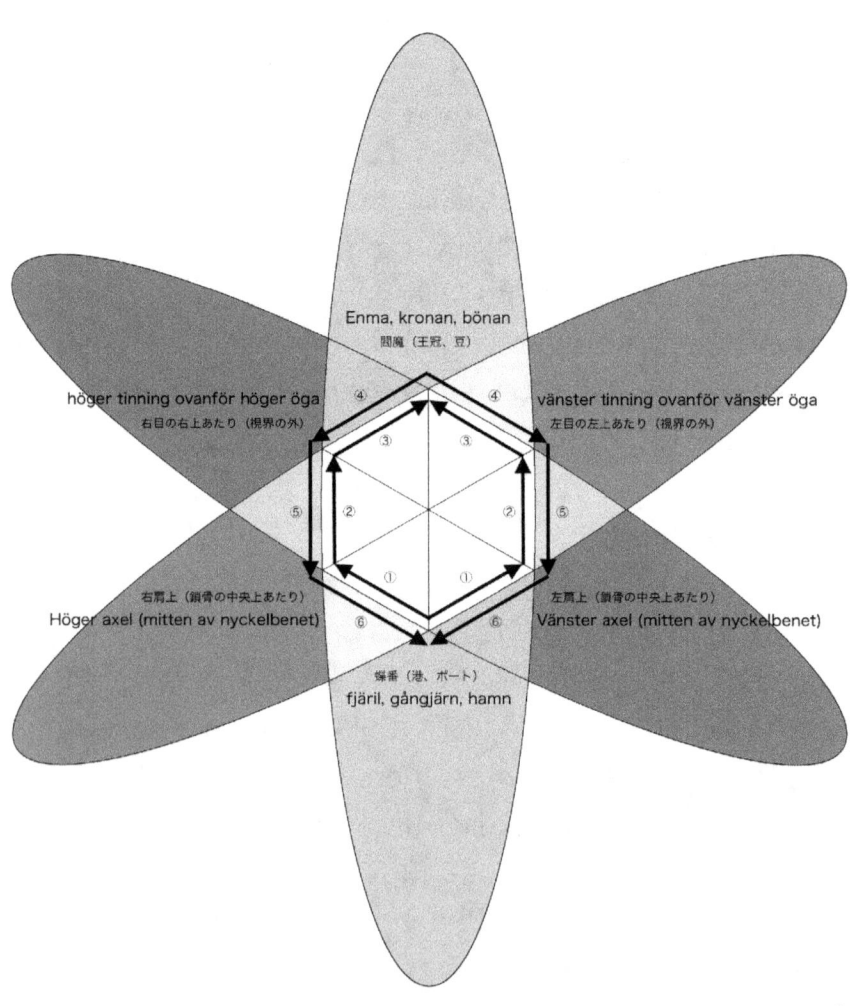

蝶番［ちょうつがい］部分（港やポートと書かれている部分）が出発点です。そして、左右の航路（こうろ）を同時にたどって行き、閻魔［えんま］部分（王冠、豆）と呼ばれる目的地に進んで行きます（数字表記で言う１、２、３を順に左右同時にたどっていきます）。

　"Gångjärnsdelen" (den del som är skriven som en hamn eller port) är utgångspunkten. Sedan följer de vänster och höger rutt samtidigt och fortsätter till destinationen som kallas "Enma"-delen (krona, böna) (1, 2, 3 i numerisk notation följs samtidigt till vänster och höger i ordningsföljd).

　これにより、ハートのエネルギーが頭のエネルギーへと意図的に上昇して行きます。そして、てっぺんまで行くと閻魔の判断を待ちます。閻魔の判断が出たら、左右の航路を同時にたどっていき、蝶番部分（港、ポート）へと戻って行きます（数字表記で言う４、５、６を順に左右同時にたどっていきます）。

　Detta flyttar avsiktligt hjärtenergin upp i huvudenergin. Och när du når toppen väntar du på Enmas dom. När Enma fattar ett beslut, följ vänster och höger rutt samtidigt och återvänd till gångjärnsdelen (port, babord) (följ siffrorna 4, 5, 6 i ordning samtidigt till vänster och höger).

これにより、頭のエネルギーがハートのエネルギーへと意図的に下降して行きます。そして、極上の至福や極楽を味わうようになるのです。この方法を過（あやま）つと、苦しみ（寒気、悪寒、恐怖、不安）に変わるので注意が必要です。

　Detta flyttar avsiktligt huvudets energi ner i hjärtats energi. Då kommer du att uppleva enastående salighet och lycka. Om du inte följer denna metod kommer det att förvandlas till lidande (frossa, frossa, rädsla, ångest), så var försiktig. *Detta är ett exempel från mitt fall.

　あっ、そうそう、蝶番（ちょうつがい）の部分（港、ポート）。その位置がどこにあるのか、これは、私の主観でお話をします。このままの書き方ではハートの中心のように取られてしまいかねません。心房（しんぼう）や心臓（しんぞう）と、とらえられがちかと思います。

　Ah, ja, gångjärnsdelen (hamn, port). Jag kommer att prata om var den positionen är baserad på min subjektivitet. Om du skriver det som det är, kan det tas som hjärtats centrum. Jag tror att det är lätt att tänka på det som hjärtat.

　が、しかし、私の感覚では、ちょっと上の方なんですね。
　Men i min mening är det en plats lite högre än hjärtat.

　感覚で感じる感覚が蝶（ちょう）みたいな感覚があるため蝶番（ちょうつがい）と表現して進めさせていただいています。
　Eftersom känslan av att jag känner med mina sinnen är som en fjäril uttrycker jag den som ett gångjärn.

医学的な臓器（ぞうき）で説明すると、心臓の上あたりにある胸腺（きょうせん）なのではないかと私はとらえています。

När det gäller medicinska organ tror jag att det är tymus som ligger ovanför hjärtat.

実際、目では確認できないところに、おもしろみがあります。

Det intressanta är att du faktiskt inte kan se det med dina egna ögon.

また、閻魔［えんま］（王冠、豆）の部分。その位置がどこにあるのか、これも、私の主観でお話をします。王冠って表現すると、頭蓋骨（ずがいこつ）の頭頂骨（とうちょうこつ）と頭頂骨をつなぐ矢状縫合（しじょうほうごう）された広範囲な部分を連想されるかもしれないと思ったため、豆とも表現しています。

Även delen av Enma (krona, böna). Jag kommer också att prata om var den positionen är från min subjektiva synvinkel. Jag tänkte att kronan kanske frammanar bilden av den breda sagittala suturen som förbinder skallens parietalben, så jag använde också ordet böna.

豆は、上昇気流（アセンション）を続けていって、苦しみ抜いた先に現れ出でます。言葉では、まったく説明がつかないため、医学的な表現で説明すると、頭蓋骨（ずがいこつ）にある前頭骨（ぜんとうこつ）と左右の頭頂骨（とうちょうこつ）との間にある縫合（ほうごう）を冠状縫合（かんじょうほうごう）と呼びます。

Bönor fortsätter att stiga (uppstigning, ascension) och dyker upp i slutet av deras lidande. Ord kan inte förklara det alls, så i medicinska termer kallas suturen mellan frontalbenet och vänster och höger parietalben i skallen för koronal sutur.

その冠状縫合（かんじょうほうごう）と矢状縫合（しじょうほうごう）が交わるポイントを豆の位置、閻魔［えんま］（王冠、豆）の位置と表現させて進めさせていただきます。

Punkten där den koronala suturen och den sagittala suturen skär varandra uttrycks som bönans position, eller positionen för Enma (krona, böna).

これも胸腺（きょうせん）と同様で、実際、目では確認できないところに、おもしろみがあります。

Detta liknar också tymus, och det intressanta är att du faktiskt inte kan se det med dina ögon.

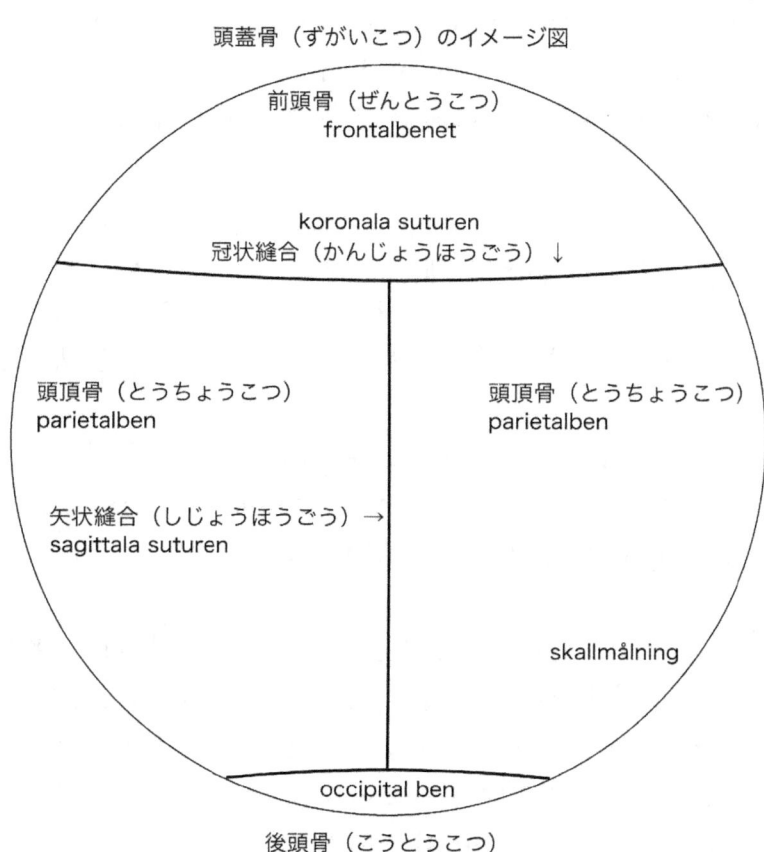

また、閻魔（えんま）と呼ぶ理由は、その王冠、豆の存在の判断を待（ま）つ行為（こうい）が、その昔読んだ西遊記やドラゴンボールなどに出てくる閻魔の絵図柄（えずがら）に酷似（こくじ）していたため、そう呼ばせていただいています。

　Anledningen till att den heter Enma är för att handlingen att vänta på domen om existensen av kronan och bönorna liknar bilden av Enma som dyker upp i Resan till väst och Dragon Ball, som jag läste för länge sedan.

　蝶番［ちょうつがい］（胸腺（きょうせん））から順をなして生命エネルギーが列を成して並んで昇（のぼ）っていく姿に、その物語たちが連想されて、よく似ていると思いました。

　Jag blev påmind om dessa berättelser av hur livsenergin stiger i ordning från "gångjärnet" (tymus) i rad, och jag tyckte det var väldigt likt.

　また、この呼び名は個人的主観であって、別の呼び名であってもいいと思っています。頭のてっぺんのことを最後の審判と呼ぼうが、胸の中心のことを港から出る箱舟と呼ぼうが、呼び名は、なんでもいいと思います。

　Dessutom är detta namn en personlig subjektivitet, och jag tror att det kan vara ett annat namn. Oavsett om du kallar toppen av ditt huvud för den sista domen, eller mitten av ditt bröst för Arken ut ur hamnen, tror jag att du kan kalla det vad som helst.

重要なのは、胸腺（蝶番、港、ポート）のエネルギーを左右両方から昇らせて、頭のてっぺん（閻魔、王冠、豆）の判断を待ち、判断が出てから、そのエネルギーを左右両方へと降ろしていき、故郷（ふるさと）でもある胸腺（蝶番、港、ポート）へとエネルギーを戻します。

Det viktiga är att låta energin i tymus (gångjärn, hamn, port) stiga från både vänster och höger, och vänta på bedömningen av toppen av huvudet (Enma, krona, böna). Sedan, när beslutet är fattat, låt energin sjunka både till vänster och höger och återför den till hemmets "tymus" (gångjärn, hamn, port).

このことをポートランドやユートピアと呼んでも差し支（つか）えはないと自負（じふ）しております。また、呼び名について決め込まない方が後の人の世に栄光を与えるのではないかと考えています。

Jag tror att det är säkert att kalla detta Portland eller Utopia. Dessutom tror jag att om man inte bestämmer sig för ett specifikt namn kommer det att ge ett ljusare ljus för kommande generationer.

こんなことを考えてるから、**目に見えないものを追い求めている姿となり、そのことに気が付いたならば、今こそ目に見えるものを追いかける姿に戻ります。**と、この文章を執筆しながら、宣言させていただきます。

Eftersom jag tänker på det här kommer jag att förfölja den osynliga världen. Om du inser det är det nu dags att jaga den synliga världen. Jag tillkännager för mig själv när jag skriver den här artikeln.

このやり方であれば今のところ、問題なく極上の至福と言いますか、極楽を味わえています。とりあえず、安心している様子です。
　Med denna metod kan jag än så länge säga att det är den ultimata lyckan utan problem. För tillfället känner jag mig trygg.

　この記事を公開に踏み切った理由は、クリスタルヒーリングなどの上昇気流（アセンション）を助長させるヒーリングを学んで日々実践している人で、尚且（なおか）つ、上昇気流（アセンション）を体験していて、上昇気流（アセンション）依存症的な状況に苦悩している方がいたら、その方の解決策や救済策の一つとなれば、僕みたいに苦しまなくて済むのではないかと考えて公開に踏み切りました。
　Jag skulle vilja förklara varför jag bestämde mig för att publicera den här artikeln. En person som lär sig och utövar healing som kristallhealing som främjar uppstigning dagligen och som har upplevt uppstigning och lider av en uppstigningsberoende situation.Det finns människor som är det. Jag tänkte att om det kunde vara en av lösningarna och botemedlen för de människorna så skulle de inte behöva lida som jag, så jag bestämde mig för att offentliggöra det.

　また、上昇気流（アセンション）と表現せずに、ヨーガの世界ではクンダリーニの上昇と呼ばれていたりもします。ですから、クンダリーニ症候群などでお困りの方の解決策や、救済策となれれば本望です。

Dessutom, istället för att uttrycka det som en stigande ström, kallas det ibland för uppstigningen av Kundalini i yogans värld. Därför är det min uppriktiga förhoppning att det kan vara en lösning eller ett botemedel för dem som har problem med Kundalini syndrom.

また、これを機に上昇気流（アセンション）に興味が湧（わ）かれた方がいらっしゃいましたら、まず一つ、忠告（ちゅうこく）をさせていただきます。通常、上昇気流（アセンション）を説明されている方は快楽が得られるんだと、主張して勧誘（かんゆう）をしています。または、至福を味わってみないかと誘（さそ）いがかかるかもしれません。

Om du är intresserad av updraften (ascension) vid detta tillfälle vill jag ge dig ett råd. Människor som förklarar den stigande luftströmmen (ascension) bjuder in dem genom att hävda att de kan få nöje. Eller så kan du bli inbjuden att njuta av lycka.

が、しかし、注意が必要です。その快楽と引き換えに極上の地獄も用意されています。生死を彷徨（さまよ）う絵図らもようともなりかねないため、正直、上昇気流（アセンション）させる方法を気安く人におすすめする気はございません。

Men var försiktig. I utbyte mot det nöjet förbereds också det finaste helvetet. För att vara ärlig känner jag mig inte bekväm med att rekommendera uppstigningsmetoden till människor eftersom det kan vara en bild av liv och död.

経験上、おすすめする気にもなれません。
Baserat på min erfarenhet skulle jag inte rekommendera det.

ですから、上昇気流（アセンション）を助長するような、作法を行っていった先には、寒気や悪寒や恐怖感や不安感などを味わってしまい生死を賭（か）けた展望へと誘（いざな）われてしまいます。その地獄を味わってでも極上の至福を味わってみたいと思われる方であれば良いのですが、そうでないのであれば、絶対に手を出さない方が得策です。
Därför, om du övar sätt som uppmuntrar uppstigning, kommer du att känna frossa, rädsla och ångest, och du kommer att bjudas in till ett perspektiv på liv och död. Det är bra om du vill uppleva den ultimata lyckan även om det är ett helvete, men om du inte gör det är det bättre att aldrig engagera dig.

ここは念をおして言っておきます。
Här är mitt råd.

また、それでも上昇気流（アセンション）体験をしてみたい方がいらっしゃいましたら、地獄を味わう覚悟と、一切の責任はお客様自身にあることをここに明記して進ませていただきます。

Ändå, om det finns människor som vill uppleva den stigande luftströmmen (ascension), kommer vi här tydligt att säga att vi är beredda att uppleva helvetet och att allt ansvar ligger på kunden själv.

また、その後に起こるお客様の身体への保証は一切致しません。お客様の自己判断で自己責任でお進みくだされればと思います。

Vi lämnar inga garantier till kundens kropp efter det. Vi ber dig att gå vidare efter eget gottfinnande och på egen risk.

上昇気流（アセンション）させる方法を今回ご紹介しますが、私 Mr. Takashi 2baki は、ご紹介する作法によって生まれる、ありとあらゆる現象に対しての一切の責任を負いません。予めご了承ください。お客様の自己責任でお願いします。

Jag (Mr. Takashi 2baki) kommer inte att hållas ansvarig för några och alla fenomen som orsakas av de metoder jag introducerar. Vänligen notera. Vänligen gör det på egen risk.

このことを同意頂けた方のみ、先へお進みください。
Fortsätt bara till nästa sida om du godkänner detta.

まえがき FÖRORD

※注意事項：上昇気流（アセンション）が頭蓋（ずがい）の中まで起こるようになって来ますと、精神的に朦朧（もうろう）とした状態となります。起きてるのか眠ってるのか、よく判（わか）らない状態となり、瞑想（めいそう）しなくても瞑想している様な状態を体験します。

*Varning: När den stigande luftströmmen (ascension) når insidan av skallen blir det mentalt kaotiskt. Du kommer inte att veta om du är vaken eller sover, och du kommer att uppleva ett tillstånd av meditation även om du inte mediterar.

また、上昇気流（アセンション）のやり方を間違えてしまっている場合や、やってはいけない作法をしている状態（思考パターン、行動パターン、生活パターンなど）の場合や、特に初めての体験の場合は、寒気や悪寒や恐怖感や不安感を自ら作り出しやすい状態となっていきます。

Om du har gjort ett misstag i vägen för updraft (ascension), eller om du gör något som inte bör göras (tänkemönster, handlingsmönster, livsmönster etc.), speciellt om det är din första upplevelse, kan du kanske upplev frossa och frossa Du kommer sannolikt att skapa dina egna känslor av rädsla och ångest.

多感で敏感（びんかん）で些細（ささい）なことにでも反応してしまう体の状態となり、心も体もバランスを崩（くず）しやすい状態になっていく可能性がございます。この状態になりますと特に注意が必要です。

Det är möjligt att din kropp blir känslig och känslig, reagerar på även triviala saker, och att ditt sinne och din kropp lätt kommer ur balans. Särskild försiktighet måste iakttas i denna situation.

本編 HUVUDBERÄTTELSEN

　これより、上昇気流（アセンション）をスムーズに進めるためのヒーリングの仕方をご紹介します。焦（あせ）らずにゆっくりと進めて行くことを推奨（すいしょう）しております。実際に、お客様が閻魔（えんま）の話にたどり着くまでには幾多（いくた）の年月がかかることになります。僕の話をするとヒーリングを始めて、ちょうど２年と１０ヶ月かかっております。ですので、３年はかかると思っていただいて結構です。

　Härifrån kommer vi att introducera hur man läker för att smidigt föra fram den stigande luftströmmen (uppstigning). Vi rekommenderar att du fortsätter långsamt utan att rusa. Faktum är att det kommer att ta många år för kunder att nå historien om Enma. För mig är det exakt två år och tio månader sedan jag började "läka". Därför går det bra att tro att det tar tre år.

　また、最初の上昇気流（アセンション）が起こるようになるまでにも、幾月（いくつき）か時間がかかります。
　Det kommer också att ta flera månader för de första uppstigningarna (ascension) att inträffa.

　僕の場合で、３ヶ月から半年かかっております。ですので、気長に続けて行かれることをおすすめします。
　För mig tog det tre till sex månader. Därför rekommenderar jag att du fortsätter.

また、この時に必要となる力（ちから）が三つほどございます。それは、見えたり聞こえたり感じたりする感覚を抗（あらが）わずに進んで体験していく想像力と。今、この体に何が起きているのかを注意して感じ取り観察して見ていく観察力と。継続（けいぞく）してヒーリングを続けていける並々ならぬ熱意とも呼ばれる熱中力です。この三つがあれば、きっと、たどり着けることでしょう。

　Dessutom finns det tre krafter som behövs vid denna tidpunkt.
・Fantasi att uppleva förnimmelserna av att se, höra och känna utan motstånd.
・Förmågan att observera och observera vad som händer i den här kroppen.
・Det är en entusiasm som kan kallas extraordinär entusiasm som kan fortsätta att läka.
　Med dessa tre kommer du förmodligen att kunna nå uppgången (uppstigningen, ascension).

上昇気流（アセンション）が起こるようになってからは、その現象に、ときめくことになると思います。すっごく初々（ういうい）しく楽しい時期に入って行きますので、いっぱい楽しんであげてください。

Efter att den stigande luftströmmen (ascension) börjar inträffa tror jag att fenomenet kommer att få ditt hjärta att fladdra. Det kommer att bli en riktigt fräsch och rolig tid, så njut av den till fullo.

それでは、基本となるヒーリングを伝授します。
Låt mig nu lära dig grunderna för healing.

今回は特別に私が伝授を受けたそのままの原文でご紹介、差し上げます。
Den här gången kommer jag att presentera och ge dig den ursprungliga texten som jag fick instruktionen.

クリスタルヒーリング
KRISTALLLÄKNING

クリスタルヒーリングの伝承者はこう語られました。
En förespråkare för kristallläkning sa:

あなたの惹（ひ）かれるクリスタル（石）を選んで下さい。そして深い呼吸をして、目を閉じて、その石を私のハートに持っていきます。あなたのハートに両手であてがって下さい。

Välj den kristall (sten) som du attraheras av. Ta sedan ett djupt andetag, blunda och för stenen till mitten av bröstet, till ditt hjärta. Placera båda händerna på ditt hjärta.

息を吸うときには、石の存在に、どうぞお越（こ）し下さい。と言ってハートに歓迎（かんげい）する気持ちで迎（むか）え入れます。息を吐くときには私がこの石の存在の方に、抱（いだ）く愛と友情を、どうぞ、お受け取り下さい。と言って与えます。

När du andas in, välkomna närvaron av sten i ditt hjärta genom att säga: "Kom in." När jag andas ut ger jag den här stenen den kärlek och vänskap jag har genom att säga: "Snälla acceptera."

そして、数回呼吸をするごとに、今の気持ちの交流をやります。何度も繰り返すうちにエネルギーが循環しているというのがだんだん感じてきますので、それまで、呼吸をして、気持ちを伝えていきます。

Och var några andetag, gör det aktuella utbytet av känslor (kommunikation av kärlek och vänskap). När du upprepar det om och om igen kommer du gradvis att känna att energin cirkulerar, så tills dess, andas och förmedla dina känslor.

で、その石の存在の方を歓迎（かんげい）するのと同じくらい重要で、石に対して、愛の気持ちと、感謝の気持ちを捧（ささ）げるというのは、とても重要なことです。

Så det är lika viktigt att välkomna stenens existens, och det är mycket viktigt att erbjuda känslan av kärlek och tacksamhet till stenen.

なぜ、重要かと言いますと、この愛と感謝の気持ちというのは、それによって石が滋養（じよう）を受けるのですね。栄養を受け取ります。愛と感謝の気持ちというのは、地球に対しても大変良いメリットを与えます。栄養を与えることになるのです。

Anledningen till att det är viktigt är att denna känsla av kärlek och tacksamhet ger näring åt stenen. Stenen får näring. Känslor av kärlek och tacksamhet är också mycket fördelaktiga för planeten. Du ger jorden dess näring av kärlek.

その気持ちを持って交流していくと、だんだん、そのエネルギーが大きくなっていきます。そうすると、向こうからもフィードバックして、その都度（つど）に加算されて、その都度（つど）に大きくなっていきます。

När du interagerar med den känslan kommer energin gradvis att öka. Sedan läggs feedback från den andra sidan till varje gång, och den växer sig större för varje gång.

そして、サーキュレーションして大きくなってくると、渦巻状（うずまきじょう）に大きくなってきて、アセンションするためのパターンの一つが出来上がります。まもなく、この石の存在の方と共に瞑想（めいそう）します。そして、その存在と出会って感じていただくというのをやります。

Och när den cirkulerar och växer spiralerar den ut och bildar ett av mönstren för Uppstigning. Snart kommer du att meditera med detta stenväsen. Och jag kommer att göra det för att möta och känna den tillvaron.

そして、先程のように呼吸しながら、気持ちを伝えて、その都度（つど）エネルギーを受け取り、与えて、それをハートでやっているうちに、だんだん、石の存在がハートの中にきて、ハートの中でイメージを見せてくれることがありますので、それを体験してみて下さい。

Sedan, medan du andas som förut, förmedla dina känslor, ta emot och ge energi varje gång, och gör det med ditt hjärta, gradvis kommer stenens existens in i ditt hjärta och i ditt hjärta. Du kan se bilden av ditt hjärta in, så upplev det.

で、その石の存在のイメージがハートの中で見えてきたら、質問をします。「あなたの本質、性質はどういうものですか？そして、私はあなたと一緒にどういうことを共に生み出していくことが出来ますか？」

Sedan, när du ser bilden av stenens existens i ditt hjärta, ställ en fråga. "Vad är din natur och vad kan jag skapa tillsammans med dig?"

で、その時の石の存在からの返答というのは、何かを見せてくれるかもしれません。何かを見せられるかもしれません。本人の姿という形でイメージを送ってくるかもしれません。あるいわ、お願いします。と言ったら、だんだん、こう景色が変わってジャーニーの旅路に、いろんなところに連れていってくれるかもしれません。

Så svaret från stenens existens vid den tiden kan visa oss något. Du kanske kan se något från närvaron av stenen. Det kan skicka dig bilder i ditt sinne i form av bilder av varelser som är immanenta i stenen. Med andra ord, om du säger "snälla, snälla", kommer landskapet gradvis att förändras och du kan föras till olika platser på din resa.

そして、イメージ、もしくは、ヒーリング、感覚でこんな感じってのが来た時というのは、自分でこさえないで、だんだん大きくなるように、もっと見せてください。という感じで、委（ゆだ）ねて、大きく強くさせていってください。そして、起きたことはメモにとると良いでしょう。

Sedan, när en bild, eller healing, eller en känsla kommer till mig, gör jag inte motstånd mot mig själv, så jag låter den växa sig större och starkare med känslan av att jag vill se mer av den. Och det är en bra idé att skriva ner vad som hände.

それでは、目を閉じて、用意をします。そして、呼吸に集中、石をハートのあたりに置いて下さい。ハーっと息を吐きワークを開始して下さい。

Slut nu ögonen och gör dig redo. Koncentrera dig på ditt andetag och placera stenen i mitten av bröstet, runt ditt hjärta. Ta ett djupt andetag och börja jobba.

瞑想（めいそう）を終わらせる時は、石の存在達に感謝を伝えましょう。感謝が終わったら、ゆっくりと整えてこちらにお戻り下さい。

Avsluta din meditation med att tacka stenväsendena. När du har tackat klart, förbered dig långsamt och återvänd hit.

終わったら、忘れないうちにメモをとると良いでしょう。私の本はこのメモから作られています。

När du är klar är det en bra idé att anteckna innan du glömmer. Min bok är gjord av detta memo.

今の体験によってハートに良い感覚が来た方はいらっしゃいますか？

Är det någon som har haft en bra känsla i hjärtat av denna upplevelse?

このハートの中で感じている、良い感覚は、深い自己、ディープセルフが動き出している、その感覚なんです。

Den goda känslan som du känner i detta hjärta är den där känslan av att ditt djupa jag, ditt djupa jag, är i rörelse.

そして、特に重要となるのが、次のヒーリングです。
Och nästa healing är särskilt viktig.

深い自己、ディープセルフと出会うというプロセスを行っていただきます。
Du kommer att gå igenom processen att möta ditt djupa jag.

深い自己（ディープセルフ）との出会い方
HUR DU MÖTER DITT DJUPA JAG

クリスタルヒーリングの伝承者はこう語られました。
En förespråkare för kristallläkning sa:

ハートの中に洞穴（ほらあな）が口を開けているイメージを見てください。洞穴の口から下に下降していくようになります。どんどん下に降りて行って底辺のところまで降りて行ってください。

Se bilden av en grotta som öppnar sig mitt på bröstet, i ditt hjärta. Den kommer att börja sjunka ner från grottans mynning. Fortsätt gå ner och ner tills du når botten.

そして、底辺までたどり着いたら、周りを見渡してください。わずかな光がそこにあります。じーっと見ていると扉が見えてきます。扉を見ているとあなたの名前が書いてあります。その扉が見つかったらノックしてください。扉を開いて中に入ります。

Och när du kommer till botten, se dig omkring. Lite ljus är där. Om du tittar noga kan du se dörren. Ditt namn står skrivet på dörren. Knacka på dörren när du hittar den. Öppna dörren och gå in.

そこに誰かが立っています。あなたの内側の深い自己。この存在と出会いましたら、あなたの愛と友情を提供して差し

上げてください。そして、あなたのハートの底辺にある扉を開けてくれてありがとうと伝えてください。

　någon står där. ditt inre djupa jag. Erbjud din kärlek och vänskap när du möter denna varelse. Och säg tack för att du öppnade dörren i botten av ditt hjärta.

　そして、その方に質問をします。私に何をお伝えしたいですか？そして、そのことに関して、私には、何ができますか？と聞いてください。

　Och ställ frågor till det djupa jaget. vad vill du att jag ska säga? Och vad kan jag göra åt det? Lyssna på ditt djupa jag.

　その後に何が起ころうと、抗（あらが）うことなく委（ゆだ）ねて起こるがままにしてください。

　Vad som än händer efter det, låt det ske utan motstånd.

　そして、あなたは来た道をたどって、ハートのところまで戻っていき、休憩をしてください。

　Sedan går du tillbaka som du kom. Arbeta dig tillbaka till mitten av bröstet, upp till ditt hjärta. Och ta en paus.

それでは、石をハートのところまで持ってきてクリスタルヒーリングをする準備をしてください。あなたはハートから洞穴（ほらあな）、下向きな洞穴を下がってあなたのハートの奥底にいる深い自己、ディープセルフと出会います。

Ta nu stenen till ditt hjärta och gör dig redo för kristallläkning. Du går ner från hjärtat in i grottan, den nedåtgående grottan, för att möta det djupaste jaget i ditt hjärtas djup.

それでは、クリスタルヒーリングを開始してください。
Låt nu kristallläkningen börja.

終わりましたら、整えてからこちらへお戻りください。
När du är klar, organisera dina tankar och kom tillbaka hit.

洞穴から降りて行って深い自己、ディープセルフと出会えましたか？これこそ私が出来うる中で最も重要なヒーリングだと思います。このことをすることによって、深い自己、ディープセルフが浮上して来て、あなたと一緒に生きていくということができるようになるでしょう。

Gick du ner från grottan och mötte ditt djupa jag? Jag tror att detta är den viktigaste läkningen jag kan göra. Genom att göra detta kommer det djupa jaget att komma upp till ytan och kunna leva med dig.

自分と深い自己、ディープセルフが実は一つの存在なんだという風に感じることが出来るかもしれません。このかけの

ない全体像が取れたとき、日常生活の中で深い自己、ディープセルフと共に生きていくことができるようになります。

Du kanske känner att du och ditt djupa jag faktiskt är en enhet. När du har denna kompletta bild kommer du att kunna leva med ditt djupa jag i ditt dagliga liv.

深い自己、ディープセルフと合体して一つになることが必要なんです。大抵の場合、深い自己、ディープセルフとつながったら、自分の手にするということが起こります。

Vi behöver smälta samman och bli ett med vårt djupaste jag. För det mesta, när du ansluter till ditt djupa jag, är det som händer att du tar det i dina egna händer.

ですけれども、見失うことがあります。そして、戻って来てくれる。そういうことが起こります。

Men ibland tappar man det ur sikte. Och det djupa jaget kommer tillbaka. Det händer.

もし深い自己、ディープセルフを見失った場合は、また、洞穴（ほらあな）の中に入って行って、また出会うということをしていただければ、また出会うことができます。

Om du tappar ditt djupa jag ur sikte, gå tillbaka in i grottan och träffas igen, och du kommer att kunna mötas igen.

それでは、次に、普段、僕が行っているヒーリングをご紹介します。これは、先にご紹介したクリスタルヒーリングのクリスタルを外したバージョンのヒーリングとなります。わたくしごとではありますが、ここ２年くらいはこっちのヒーリングをメインに上昇気流（アセンション）を行ってきました。

　Därefter kommer jag att presentera den healing som jag brukar göra. Detta är en version av kristallläkningen som jag introducerade tidigare, utan kristallerna. Även om det är min egen sak, har jag gjort uppstigning främst för denna healing de senaste två åren.

愛と友情のエネルギーの使い方
ANVÄNDER KÄRLEK OCH VÄNSKAPSENERGI

　若き日のあなたにお伝え申します。ハートの中心に両手が重なり合うようにあてがってください。どちらの手が上か下かは、あなたが心地よいと思う方を選んでください。
　mitten av bröstet. Placera båda händerna ovanpå varandra i mitten av ditt hjärta.

　それでは、息をふぅ〜っと吐き出してください。息を吐き出しきったら、素早く息を吸い込み、ゆっくり息を吐き出しながら、自己に内在する存在に伝えていきます。

Andas sedan ut. När du har andats ut, andas in snabbt och andas ut långsamt när du kommunicerar till existensen inom dig själv.

自己に内在する存在である、
あなた様に愛と友情をささげます。
わたしはあなた様を愛しております。
わたしはあなた様と友達です。
Jag berättar för varelsen som är inneboende i mig.
Jag erbjuder dig min kärlek och vänskap.
jag älskar dig
Jag är vän med dig.

これを息継ぎのたびに繰り返していきます。今のあなたに時間的余裕があるなら、そのまま瞑想をしましょう。
Upprepa detta med varje andetag. Om du har tid nu, låt oss meditera som det är.

※特に瞑想する時間に決まりはありません。あなたの赴（おもむ）くままに心地よいだけ行っていただけたらと思います。
　*Meditationstid är gratis. Jag vill att du ska gå så bekvämt som du vill.

ハートの中心より出てまいります、愛と友情のエネルギーの感覚を感じられた方はいらっしゃいますか？または、イメージやビジョン、サウンドやミュージック、動画や物語など、様々な形で何かを見せてくれるかもしれません。

Har någon av er känt energin av kärlek och vänskap som utgår från mitten av ert bröst, mitten av ert hjärta? Eller så kanske du kan se något i olika former, som bilder, ljud eller berättelser.

そんな感覚、感じがきたら、自分でこさえないで、もっと見せてくださいと言うように、あらがわずに進んで体験していきましょう。これは自己に内在する存在が動き出しているその証拠なんです。

Om du känner så, håll inte tillbaka, bara gå vidare och upplev det som att du vill se mer. Detta är beviset på att tillvaron som är inneboende i jaget börjar röra på sig.

また、愛と友情のエネルギーの使い方をして起きたことは忘れないうちにメモにとっておきましょう。

Anteckna vad som händer när du använder energin av kärlek och vänskap innan du glömmer det.

僕の本はこのメモから作られています。

Min bok är gjord av detta memo.

以上で、ヒーリングのご紹介を終わります。僕は、先にご紹介した、クリスタルヒーリングを約半年間続けたことにより上昇気流（アセンション）体験をしました。アセンションを日本語で言うと上昇気流が体に感じられるレベルで起こったと言えます。

Detta avslutar introduktionen till healing. Som jag introducerade tidigare hade jag en uppstigningsupplevelse genom att fortsätta kristalläkningen i ungefär ett halvår. För att beskriva uppstigningen med ord inträffade ett uppåtgående energiflöde på en nivå som kunde kännas i kroppen som en luftström.

そして、それを飽きずに２年と１０ヶ月続けた結果、本書の最初にご紹介した現象にまで、たどり着くことが出来ました。クリスタルヒーリングを伝授してくれた伝承者様のことを心から感謝しております。

Och som ett resultat av att jag fortsatte med det i 2 år och 10 månader utan att tröttna på det, kunde jag nå fenomenet som introducerades i början av den här boken. Jag skulle vilja uttrycka min uppriktiga tacksamhet till dem som lärde mig kristalläkning.

また、このヒーリングを半年間継続しても上昇気流（アセンション）が起こらなかった場合の対策として一つの呼吸法をご紹介して本編を締（し）めくくらせていただきます。

Dessutom skulle jag vilja avsluta huvuddelen med att införa en andningsmetod som motåtgärd i det fall att en stigande ström (uppstigning, ascension) inte inträffar ens efter att ha fortsatt denna läkning i ett halvår.

この呼吸法は、まだ上昇気流（アセンション）の文字も知らない頃、今から１０年くらい前に、たまたま読んだ本の中にあった呼吸法を実践していた時に起こった不思議体験です。

Den här andningsmetoden är en märklig upplevelse som hände mig för cirka 10 år sedan när jag praktiserade en andningsmetod som jag råkade läsa i en bok när jag inte ens kunde ordet för stigande ström (uppstigning).

これが、もしや、その後の、上昇気流（アセンション）に関係しているかもしれないと思っての情報提供となります。必ずしも、この呼吸法をしなければ上昇気流（アセンション）できないと言うわけではありません。あくまで、上記に記述したヒーリングを半年間試してみても、なにも起きなかった人用にご提供、差し上げたいと思います。

Detta är informationen om att jag tror att det kan vara relaterat till den stigande luftströmmen (ascension) efter det. Det betyder inte nödvändigtvis att du inte kan uppleva updraften (ascension) utan att göra denna andningsteknik. Jag skulle vilja erbjuda och ge den till de som har prövat den läkning som beskrivs ovan i ett halvår och ingenting hände.

昔、やった呼吸法
ANDNINGSMETOD

確か、あれは、３０代前半の頃、今｛2022/05/31｝から８年〜１０年くらい前のこと、正確には覚えていません。

Om jag minns rätt så var det i början av 30-årsåldern, för cirka 8 till 10 år sedan. Jag minns inte exakt.

ヨガや自己啓発本のたぐいを読み漁（あさ）っていました、呼吸で体調が変わるみたいな本がいくつかあって、その中のどれかに、息を限りなく長く吐くことに集中した呼吸法があり、ただひたすら、息を長く吐く練習をしていました。

Jag läste yoga och självhjälpsböcker, och det fanns några böcker som förändrade mitt fysiska tillstånd genom att andas. En av dem var en andningsteknik som fokuserade på långa utandningar. Jag tränade bara på att få ut luften ur lungorna.

確か、やり方は、口を半開きにして、舌を上顎（うわあご）につけて、息を少しづつ吐く様にして、吐く時間を少しづつ長くしていく方法でした。

Om jag minns rätt så var metoden att öppna munnen halvvägs, lägga tungan på överkäken, andas ut lite i taget och gradvis förlänga utandningstiden.

初めの頃は４秒吐きを繰り返し、出来る様になってきたら８秒に切り替えて、少しづつ時間を長くしていき、１０秒、１５秒、３０秒、と続けていき、確か、６０秒くらいまで長く吐ける様になって、それをどれくらい繰り返せるか、みたいな挑戦的なことをやっていた時のこと、急に、吐く息と吸う息が同時に起こり、なんじゃこりゃぁって驚（おどろ）きながら面白がって笑っていたことがあったなぁと思い出しました。

I början upprepar du utandningen i 4 sekunder, byter sedan till 8 sekunder när du kan göra det och ökar gradvis tiden, 10 sekunder, 15 sekunder, 30 sekunder och så vidare, och om jag minns rätt, cirka 60 sekunder. Jag kunde andas ut länge, och när jag gjorde något utmanande för att se hur länge jag kunde upprepa det, plötsligt inträffade utandning och inandning samtidigt. Jag kom ihåg att det fanns en tid då jag blev förvånad och skrattade åt vad som pågick.

　今、やれって言われても出来る気はしませんが、その当時、驚（おどろ）いたのを覚えています。確か、その時、臍下（へそした）あたりが気持ちよくなっていたなぁと思い返します。

Jag tror inte att jag kan göra det nu, men jag minns att jag blev förvånad då. Jag minns att på den tiden kändes området under naveln bekvämt.

　今から思うと、あれって、もしかしたら、その後に起こる上昇気流（アセンション）体験に一役かってたんじゃないのかなぁ、と、今更（いまさら）ながらに思い始めています。

När jag tänker tillbaka på det nu, börjar jag tänka att det kanske spelade en roll i upplevelsen av uppstigningen (uppstigningen) som skulle följa.

特に科学的な根拠はありませんが、もしかしたら、っと思っての情報提供となります。

Det finns ingen vetenskaplig grund för detta, men jag kommer att ge information i alla fall.

それでは、これをもって、本編を締（し）めくくらせていただきたいと思います。拝読（はいどく）頂き誠にありがとうございました。あなた様に光のある日が訪れることを心からお祈りしております。ではでは。

Med det skulle jag vilja avsluta denna volym. Tack så mycket för att du läser. Jag ber från djupet av mitt hjärta att en ljus dag ska komma till dig.

引用・参考文献一覧
CITERINGSLISTA

素直な心になるために（著者）松下幸之助
Att bli ett lydigt hjärta (Författare) Konosuke Matsushita

人間を考える（著者）松下幸之助
Thinking about Humans (Författare) Konosuke Matsushita

復職後再発率ゼロの心療内科の先生に「薬に頼らず、うつを治す方法」を聞いてみました 亀廣 聡（著）夏川 立也（著）
Jag frågade en psykosomatisk läkare som har noll återfallsfrekvens efter att ha återvänt till jobbet, "Hur man botar depression utan att förlita sig på droger" Satoshi Kamehiro (författare) Tatsuya Natsukawa (författare)

武術格闘家 菊野克紀 の 誰ツヨDOJOy
Martial Arts Fighter: Katsunori Kikuno's Who Tsuyo DOJOy
https://www.youtube.com/watch?v=8H6LtlSZ8Bw

良い音は、良い姿勢、良い呼吸でつくられる（著者）眞々田昭司
Bra ljud görs med bra hållning och bra andning (Författare) Shoji Mamada

Special Thanks：ロバート・シモンズ
Speciellt tack: Robert Simmons

作者について
OM FÖRFATTAREN

　西暦1981年に日本に生まれ、つばきたかしと命名される。高校を卒業と同時に上京して電気技術者になる。途中でプログラミングに目覚めプログラマーに転身しIT企業に転職をする。インターネットが完全に普及したタイミングで故郷に移住して地元の企業に転職する。転職に転職を重ねていく間に好きなことを仕事にするというビジョンに触れ勢い良く整っていくネットビジネスの環境を鑑みて一念発起して自作自演のミュージシャンになる。しかし、思ったような成果が出ず、流れが変わって、大好きな天然石をビジネスにしようと考えて、プランBとして天然石shopを始める。そうこうしているうちに、運が巡り廻ってきてクリスタルヒーリングの伝承者に直接会う機会を得て、直々にクリスタルヒーリングを伝授される。それ以来、執筆活動をしています。

　Född i Japan 1981 e.Kr. och heter Takashi 2baki. Efter examen från gymnasiet flyttade han till Tokyo för att bli elingenjör. Jag lärde mig programmering på vägen, blev programmerare och bytte jobb till ett IT-företag. Vid den tidpunkt då internet har spridit sig helt ut på landsbygden kommer jag att flytta till min hemstad och byta jobb till ett lokalt företag. Medan han bytte jobb upprepade gånger kom han i kontakt med visionen att göra det han gillar som jobb, och med tanke på internetföretagsmiljön, som höll på att utvecklas snabbt, bestämde han sig för att bli en egenproducerad musiker. Han fick dock inte de resultat han förväntade sig, och trenden ändrades, så han bestämde sig för att göra sin favorit natursten till ett företag och startade en naturstensbutik som Plan B. Under tiden kom turen och jag fick möjlighet att träffa en instruktör för kristallläkning personligen, och jag fick personligen lära mig kristallläkning. Sedan dess har jag jobbat med att skriva.

Mr. Takashi 2baki

https://note.com/mr_takashi_2baki/

おまけ SERVICE

　ひとえに両方を上昇させるといっても様々な上昇のさせ方が現れてきます。僕の場合、心の虫の音と言いますか、スピリットガイドと言いますか、うちなる声、自己に内在する存在の声、うちなるガイダンスに従った形で上昇の仕方が日々変わってきています。そのことを踏まえた上で、その中でも良かったなぁ。と思える上昇パターンをご紹介します。

　Även om du höjer båda, kommer olika sätt att höja upp. I mitt fall förändras sättet jag stiger på dag för dag, efter ljudet av insekter i mitt hjärta, min inre röst, rösten från varelsen som finns inom mig och min inre vägledning. Utifrån det kommer jag att introducera ett stigande mönster som verkar vara bra bland dem.

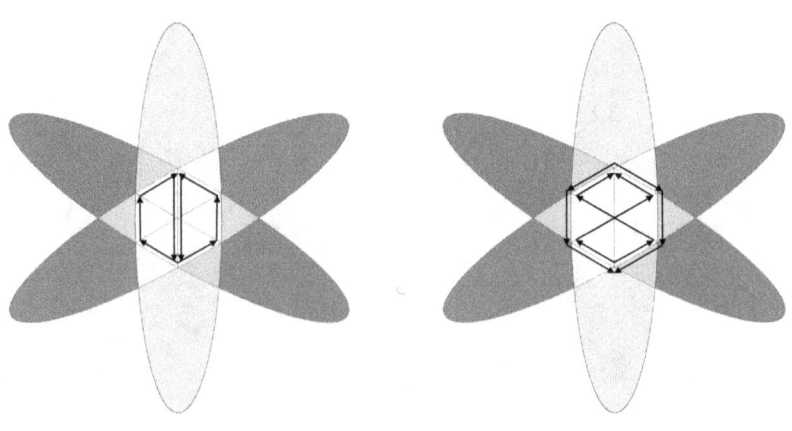

また、良きことがあった日の上昇の仕方も記述します。
Jag kommer också att introducera mönstret att stiga när något bra händer som en bild.

参考資料となれば幸いです。
Jag hoppas att det kommer att vara användbart som referensmaterial.

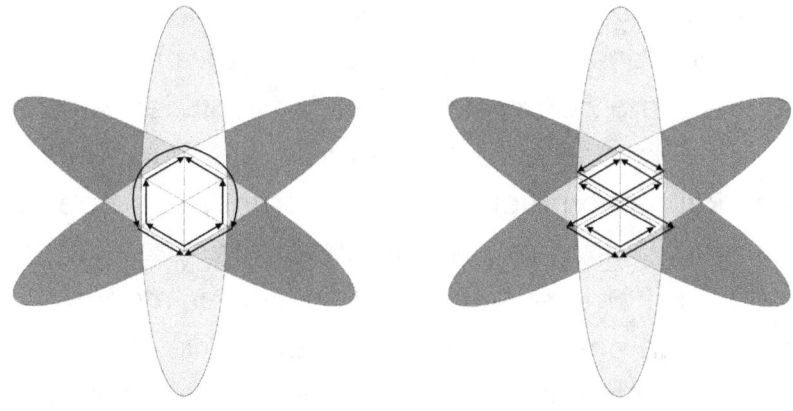

つばきたかし画伯の絵（１）［エネルギーの道］
Målning av Takashi 2baki (1) [Energy Road]

　覚醒体験へと移り進んでいく最中（さなか）、２０２２年５月中旬頃に起きたことを簡略的にイメージ図にしてまとめてみました。細かい詳細は秘密とさせていただきます。秘密にする理由は、名前などの名称や細かい順序などの詳細は、人によって呼び名やエネルギーの道そのものが変わってくる可能性があるからです。おそらく昇り方も変わってくるでしょうし、見え方や感じ方、とらえ方も人によって変わってくると思います。また名前などを明示したり開示したりすると、お客様がその名前の影響を受けてしまって、お客様自身の体得の邪魔をしてしまいかねません。その影響を最小限にするためにも、名前や名称や呼び名などの細かい詳細は秘密とさせていただきます。覚醒体験へと導かれていく最中に、こんなことがあったよ程度に見ていただけたら幸いです。

　Jag har satt ihop en förenklad bild av vad som hände runt mitten av maj 2022 under övergången till uppvaknandeupplevelsen. De närmare detaljerna kommer att hållas konfidentiella. Anledningen till att det hålls hemligt är att detaljer som namn och detaljerade beställningar kan ändra själva namnen och energivägarna beroende på person. Hur den klättrar kommer förmodligen att förändras, och hur den ser ut och känns kommer också att förändras beroende på person. Dessutom, om du anger eller avslöjar ditt namn, etc., kommer kunden att påverkas av det namnet, och det kan störa din egen upplevelse. För att minimera påverkan kommer detaljerade detaljer som namn, beteckningar och smeknamn att hållas konfidentiella. Jag skulle uppskatta om du kunde titta på bilden i den grad att det var en sådan här bild samtidigt som du leddes till uppvaknandeupplevelsen.

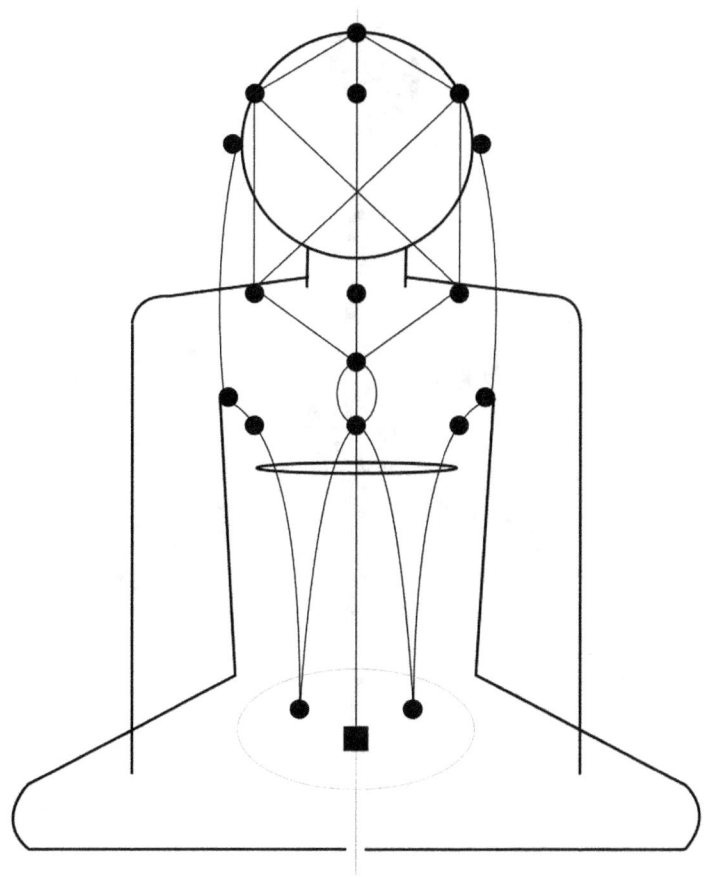

つばきたかし画伯の絵（２）［月と太陽と己の光］
Målning av Takashi 2baki (2) [Månen, solen och mitt ljus]

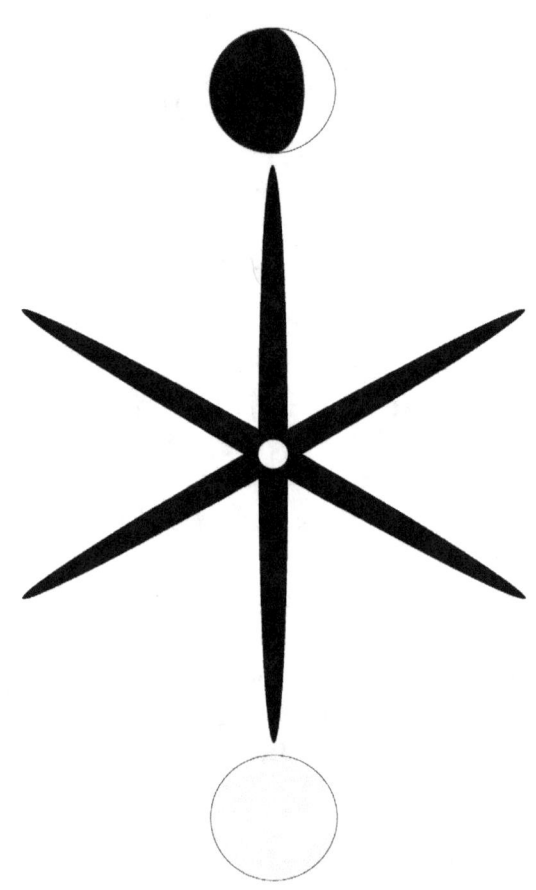

地獄の苦しみの最中、覚醒体験へ突入して行く流れの中で、六芒星（ろくぼうせい）の明示があった後、明示された言葉があって、その言葉を元に描いたイメージ図です。深い意味は考えずに絵画をお楽しみいただければ幸いです。

　Mitt i helvetes lidande, i flödet av att rusa in i den uppvaknande upplevelsen, efter att hexagrammet manifesterades, fanns det en manifestation av ord, och det här är en bildteckning baserad på dessa ord. Jag hoppas att du kan njuta av målningarna utan att tänka på den djupa innebörden.

ペンデュラムの使い方
Hur man använder pendeln

　伝承者はこう答えられました。ペンデュラムの使い方、動きは、いつも自分のディープセルフに聞いてみるんですね。「YES（イエス）のときの動きを私に見せてください」というように聞いてみて、どちらの方向にどの様に動くのか観察してみます。そして、「どっちの方向にどのように動くのがNO（ノー）なのですか」とディープセルフに聞いてみます。すると、YES（イエス）の時とNO（ノー）の時の違いが現れてくると思います。そして、その動き方は人それぞれ違います。

　En förespråkare för kristallläkning svarade: Jag frågar alltid mitt djupa jag hur man använder pendeln och hur man flyttar den. Försök att säga något i stil med "Visa mig vad du gör när du säger 'YES'", och observera hur det rör sig i vilken riktning. Fråga ditt djupa jag, "Vilken riktning och hur rör du dig när du säger 'NO'?" Då tror jag att skillnaden mellan "YES" och "NO" kommer att visas. Och hur det fungerar är olika från person till person.

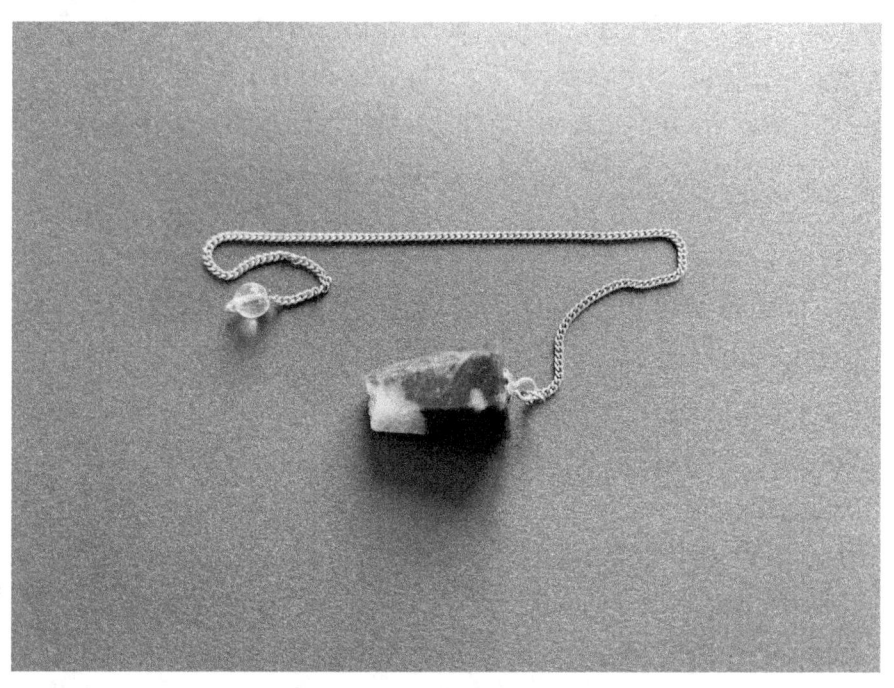

光の三原色、色の三原色、ひかりのしるし。
Ljusets tre primära färger, färgens tre primära färger och ljusets tecken.

　量子理論の中にある目に見える光（可視光線）を勉強していたところ、白と黒が無いなぁという疑問から、光の三原色にたどりつき、緑と、青と、赤が、混ざると白になる。と言うことを知りました。

　När jag studerade synligt ljus i kvantteorin lärde jag mig om ljusets tre primära färger från frågan att det inte finns svart och vitt. Visste du att när du blandar grönt, blått och rött blir du vit?

　また、黒は、色の三原色と呼ばれ、光の三原色で出て来た各々の色同士が混じり合った三色（緑と青が混ざったシアン［水色に近い青緑色］、青と赤が混ざったマゼンタ［明るく鮮やかな赤紫色］、赤と緑が混ざったイエロー［黄色］）が混ざり合うと黒になると言うことを知りました。

　Svart kallas också för de tre primära färgerna av färg, och cyan, magenta och gult, som är tre färger där var och en av de tre primära färgerna av ljus blandas ihop. Cyan är en blandning av grönt och blått, magenta är en blandning av blått och rött och gult är en blandning av rött och grönt. Visste du att när du blandar dessa tre färger tillsammans blir du svart?

考えれば考えるほど、なぜだって思いが強くなる白と黒です。が、しかし、色は波だと考えて、黒は波が打ち消しあって発光しないから黒に見えるのかな、白は反対に波が乱れ合って発光するから白に見えるのかな、そういった解釈をしています。

Ju mer jag tänker på det, desto mer undrar jag varför det är svartvitt. Men med tanke på att färg är en våg så undrar jag om svart verkar svart eftersom vågorna tar ut varandra och inte avger ljus och vitt verkar vitt eftersom vågorna är störda och diffust reflekterar och avger ljus.Jag tolkar.

ひかりのしるし
tecken på ljus (sign of light)

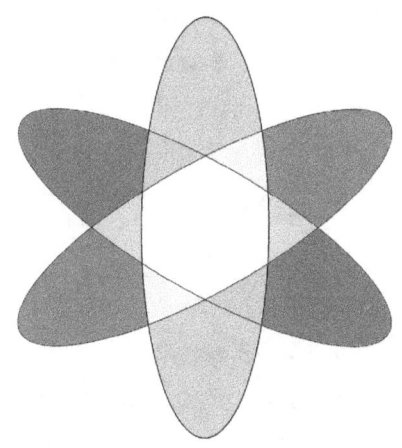

仮説 HYPOTES

上昇気流（アセンション）体験や覚醒体験を経て思うこと
Tankar från Ascension Experience och Awakening Experience

　誰にでも人には自己に内在する存在が存在していて、その存在に気が付かずに生活をしているのではないかと僕は仮説を立てています。
　Jag antar att alla har en inre existens inom sig själva, och att de lever sina liv utan att vara medvetna om denna existens.

　しかし、内的探求をすれば、自己に内在する存在を心の目で見ることが出来るようになっています。
　Men om du utforskar inom dig själv kommer du att kunna se med ditt sinnes ögon det inre väsen som finns inom dig.

　その存在に気が付けた者だけが、その存在と繋（つな）がり、その存在と対話し、その存在の叡智（えいち）を授（さず）かり、その存在の教えを享受（きょうじゅ）して、その存在に意識が宿っている事実を知ります。
　Endast de som blir medvetna om den existensen kan ansluta till den, kommunicera med den, ta emot dess visdom, njuta av dess läror och känna till det faktum att medvetandet bor i den tillvaron.

そして、その存在のアイデンティティ（存在証明）を夢のように共有することが出来るようになっています。そういった資質を人は持っています。

Och det är möjligt att dela identiteten för den existensen (existensbevis) som en dröm. Människor har de egenskaperna.

　しかし、外界の現実世界は取り留めなく過ぎて行くがゆえに、人間は外界の世界に対応する術を充分に身に付けています。結果、内的世界を忘れてしまっているのではないかと、考察しています。

Men eftersom omvärldens verkliga värld passerar på måfå, är människor väl rustade för att hantera den. Som ett resultat tror jag att vi kan ha glömt vår inre värld.

　もしかしたら、幼少期は、こちらの内的世界の方が当然の世界だったのではないかとさえ思えてなりません。

Jag kan inte låta bli att tänka att kanske, i min barndom, denna inre värld var den naturliga världen.

　しかし、大人になって行く過程で、いつの間にかこのことを忘れてしまっている。そういった事実、現実があるのではないかと、考察しています。

Men i processen att bli vuxen glömde jag detta innan jag visste ordet av det. Jag tror att ett sådant faktum existerar.

しかし、そのことに気が付けた人間は、上昇気流（アセンション）を体験し、覚醒体験まで教え導かれて行きます。
Men människor som har lagt märke till detta upplever en uppstigning (uppstigning) och vägleds till en uppvaknande upplevelse.

それが定（さだ）めと知って覚え書きのように書き示しておきます。あなた様に幸あれ。
Jag vet att det är världens lag och skriver ner det som ett memorandum. lycka till

当たり前のことかもしれないけどメモ
Det kan tyckas självklart, men jag ska skriva ner det.

人と喋る時は、相手の顔を見ながら喋ること。
När du pratar med någon, titta på deras ansikte när du pratar.

相手を見ずに喋ると、なぜか、上手くいかなくなる。
Om du pratar utan att titta på den andra personen kommer det av någon anledning inte att gå bra.

なんでだろう…
Jag undrar varför...

相手の顔色を伺わないと相手に合わさずに一方的なお喋りになってしまうからだろうか、それとも、ネット空間と一緒で文字列的な会話になってしまって頭と頭で会話しているような表情のない脳内空間でのやりとりになってしまうからだろうか…
Är det för att om du inte lyssnar på den andres uttryck, kommer du inte överens med den andra och samtalet blir ensidigt? Eller är det för att samtalet, precis som internetutrymmet, blir en sträng av karaktärer, och det blir ett utbyte i hjärnutrymmet utan ansiktsuttryck, som ett samtal mellan tankar...

なんでそうなるのか、本当のところはよくわからないけど
Jag vet verkligen inte varför

とにかく、相手の様子を見ながら話をしたほうが、相手のシグナルが見えるからか、相手ありきで話が進むからか、いろいろ理由はあるだろうけれども、相手に集中して、相手の様子を見ながら話をしたほうが良い。

Hur som helst, beror det på att du kan se den andra personens signal när du pratar medan du tittar på den andra personen? Är det för att samtalet fortskrider beroende på den andra parten? Det kan finnas olika anledningar, men det är bättre att koncentrera sig på den andra personen och prata samtidigt som man ser hur den andra mår.

その方が上手く行く。
Det fungerar bättre.

思想と思想のぶつかり合い
idékrock

　思想と思想のぶつかり合い、頭で動くとぶつかっちゃう。だけれども、心で動くとどうなるか、考えてみてほしい。
　Tankarna krockar med varandra, och om du rör på huvudet kommer de att krocka. Men tänk på vad som händer när du rör dig med ditt sinne.

　結論は後程…
　Slutsats senare...

好きをトリガーにする
skapa en möjlighet

これ、好きぃっていうキッカケがはたらいた時だけ動く。
Det fungerar bara när triggern "Jag gillar det här" fungerar.

これが、行動の第一原理。
Detta är den första handlingsprincipen.

それ以外は、もう何にも考えないんだ。
Förutom det kan jag inte komma på något annat.

どんなことでもね。
Oavsett vad.

そうすれば、好きを道しるべにできる。
Om du kan göra det kan du använda kärleken som en guidepost.

自己愛のすすめ
Råd om självkärlek

自己愛の利点。
Fördelar med självkärlek.

自分を愛することができて初めて精神的自立が生まれます。
Först när du kan älska dig själv kan du uppnå "andlig självständighet".

自分を愛するというのは、自分の体に滋養（じよう）を与えることになるんですね。
Att älska dig själv innebär att ge din kropp näring.

自分の体にとって愛という栄養を受け取ることになります。
Denna kropp kommer att få näring av kärlek.

この体にとって、これほど頼もしいことはないわけです。
Det finns inget mer tillförlitligt än detta för min kropp.

健やかな感情も芽生えていきますし、健やかな感覚も得られてくることでしょう。そういった利点を得ることができます。
En hälsosam känsla kommer att växa, och en hälsosam känsla kommer att erhållas. Du kan få de fördelarna.

愛を与え、愛を受け取る、そういった循環（じゅんかん）、
Att ge kärlek och ta emot kärlek, en sådan cykel,

愛のループが生まれてくると、この体は喜びに満ちた状態となっていって心から嬉しく思うようになっていきます。
När kärleksslingan föds kommer denna kropp att vara i ett glädjefullt tillstånd och du kommer att vara lycklig från botten av ditt hjärta.

これを、続けていくと、精神的自立への道しるべとなっていって、あなた様を上昇へと導いていくことでしょう。
Om du fortsätter att göra detta kommer det att bli en vägledning till din mentala självständighet och leda dig att stiga.

そう、それは、故（ゆえ）に、正（まさ）しく、あなた様の道しるべとなってまいりましょう。
Låt det vara din guidepost.

思考の判断基準
Tänkekriterier

思考がネガティブだと、ハートに苦しみを感じます。
När dina tankar är negativa känner du smärta i ditt hjärta.

思考がポジティブだと、ハートに心地良さを感じます。
När dina tankar är positiva känner du tröst i ditt hjärta.

もっとハッキリわかりやすい例を挙げますと、恋愛をしている時、好きな人のことを想うあまりにハートがキュンキュンして、居ても立っても居られなくなる経験は誰もがお持ちなのではないでしょうか。
För att ge dig ett tydligare exempel, när du är kär, har ni förmodligen alla haft upplevelsen av att tänka på din älskade så mycket att ditt hjärta börjar bulta och du kan inte hjälpa det.

それは、胸の中心、ハートの中心に、目では見えない何かが存在している証拠なのではないでしょうか。
Jag tror att det är ett bevis på att något osynligt finns i mitten av bröstkorgen, mitt i hjärtat.

また、このことに気が付いてまいりますと、ハートの中心に意識を向けるようになっていきます。自然とハートの状態に目がいき、今、心地よい状態かなぁ、そうじゃないかなぁ、と、今、思考している内容が良いことか、はたまた悪いことかを瞬時に判断できるようになっていきます。
　Dessutom, när du blir mer medveten om detta, kommer du att börja rikta din uppmärksamhet mot mitten av ditt hjärta, mitten av ditt bröst. Är det ett bekvämt tillstånd nu när man ser på naturens och hjärtats tillstånd? Är det inte rätt? Du kommer omedelbart att kunna bedöma om det du tänker är bra eller dåligt.

　心地よいと思えばそのまま進んで行けば良い訳ですし、心地よくないと感じるならば、その思考をやめれば良い訳です。
　Om du känner dig bekväm kan du gå vidare med det, och om du känner dig obekväm kan du sluta tänka på det.

　そういった判断基準となる指標に、言い変えるならば、目印になってくれているのではないでしょうか。
　För att uttrycka det på ett annat sätt, de fungerar som indikatorer för sådana bedömningskriterier.

　ハートの中心にその人のコアとなる存在が潜んでいる可能性を感じます。
　Jag känner möjligheten att tillvaron som blir den personens kärna lurar i hjärtats centrum.

胸腺 TYMUS, ELLER BRÄSSEN

　図書館で読んだ本の中で、これは、って思った情報がありましたので引用していきます。医学の書物です。
　I boken jag läste på biblioteket fanns information som jag trodde var denna, så jag citerar den. Det är en medicinsk bok.

　まだ歴史が浅く、定説が確立しにくい分野である神経生理学においても、モントリオールにある臨床医学研究所のデーヴィッド・ホロビンが、免疫系の機能を円滑(えんかつ)に働かせるためには「プロスタグランジンE1」というホルモン様物質がひじょうに重要であると主張している。
　Inom det svårfångade området neurofysiologi säger David Holrobin från Institute of Clinical Medicine i Montreal att en hormonliknande substans som kallas prostaglandin E1 är mycket viktig för att immunsystemet ska fungera smidigt.

　また、オックスフォード大学出身の科学者であるホロビンは、食事療法によって免疫系の調節、とくにがんを抑える、T細胞の調節ができることも強調している。
　Horobin, en forskare från Oxford University, betonar också att kosten kan modulera immunsystemet, särskilt T-celler, som bekämpar cancer.

プロスタグランジンE1は、T細胞が成熟する場所である、胸腺（きょうせん）に大量に貯蔵されていることが知られている。
　Prostaglandin E1 är känt för att lagras rikligt i tymus, där T-celler mognar.

　T細胞が欠如してB細胞が異常に活発なマウスをつくると、その個体はいずれ自己免疫疾患であるエリテマトーデス（SLE=全身性紅斑性狼瘡｛ぜんしんせいこうはんせいろうそう｝）にかかったマウスと同じような死に方をする。
　När möss saknar T-celler och har hyperaktiva B-celler dör de så småningom på ett sätt som liknar möss med den autoimmuna sjukdomen lupus erythematosus (SLE).

　ところがホロビンは、そのマウスにプロスタグランジンE1を与えるとT細胞が正常値に戻り、B細胞の活動も正常化して長生きするということを発見したのである。
　Horobin upptäckte dock att när prostaglandin E1 gavs till mössen återgick T-cellerna till normala nivåer och B-cellsaktiviteten normaliserades, vilket ledde till längre liv.

　　　　　【参考文献】内なる治癒力　こころと免疫をめぐる新しい医学
　　　　　　　　　（著者）スティーヴン・ロック＋ダグラス・コリガン
　　　（監修）：池見酉次郎（訳）田中彰＋堀雅明＋井上哲彰＋浦尾弥須子＋上野圭一

　文章の意味はわからなくとも、胸の中心に重要な「プロスタグランジンE1」を大量に貯蔵する場所、胸腺（きょうせん）があることが観て取れます。

Även om du inte förstår meningen med meningen kan du se att det finns ett ställe där en stor mängd viktigt "prostaglandin E1" lagras i mitten av bröstet, brässen.

読みながら首を縦（たて）に振りながら、「ふ〜ん」って思ってました。また、この本では、最後の締めくくりにこんなことが書かれています。
Jag tänkte "Hmm" när jag läste.
I slutet av boken står det också:

デーヴィッド・マクレーランドが「マザー・テレサ効果」と命名した、治療にまつわる魅力的な現象である。
Det är ett fascinerande terapeutiskt fenomen som David McClelland har kallat "Mother Teresa Effect".

マザー・テレサは生涯をカルカッタの貧民救済に捧げたノーベル平和賞の受賞者だが、マクレーランドは学生たちに彼女の仕事ぶりを描いた感動的な映画を見せ、その前後に採取した血液像に変化があることに興味をそそられた。
Moder Teresa är en Nobels fredspristagare som ägnat sitt liv åt att hjälpa de fattiga i Calcutta. McClelland visade sina elever en rörlig film som skildrade Moder Teresas arbete, och blev fascinerad av förändringarna i blod som togs före och efter.

映画を観たあとの学生たちの免疫グロブリンの数値が、わずかだが上昇し、免疫系の機能が向上したことがわかったからである。

Efter att ha sett filmen steg elevernas immunglobulinnivåer något, vilket tyder på att deras immunförsvar fungerade bättre.

その後、彼はさまざまな方法でこの「マザー・テレサ効果」を確認した。映画を見せる代わりに、大学院生たちに次の二つのことについて深く考えるように指示したこともある。

Senare bekräftade han denna "Moder Teresa-effekt" på olika sätt. Istället för att visa en film bad jag doktorander att tänka djupt på två saker.

すなわち、それまでの人生で「自分が誰かに深く愛されたとき」と「自分が誰かを愛したとき」のことをよく考えさせたのだ。やはり効果はあった。

Med andra ord bad jag dem att tänka på de tillfällen i deras liv då de var djupt älskade av någon och när de älskade någon. Det var trots allt effektivt.

マクレーランドはじつは前から体験的にそのことを知っていて、効果があることを信じてもいたのである。

Faktum är att McClelland hade känt till det erfarenhetsmässigt länge och trodde att det fungerade.

「風邪をひいたときなど、わたしはよく、愛した人のことや愛された人のことを考えるんです。それだけで、風邪が治ってしまったことも二、三度ありますよ。絶対に効くというわけじゃありませんがね。いくらやってもダメで、風邪がひどくなった時もありました。しかし、役に立ちます。」

När jag blir förkyld tänker jag ofta på de jag älskade och de som älskade mig. Det har varit två eller tre gånger när jag har kommit över min förkylning bara genom att göra det. Det fungerar dock inte varje gång. Hur mycket jag än försökte fungerade det inte, och det fanns en tid då jag var riktigt förkyld. Men det hjälper.

愛がもつ力に対するマクレーランドの強い信念は、彼が擁護（ようご）する現代医学に大きな示唆（しさ）を与えている。

McClellands starka tro på kärlekens kraft har stora konsekvenser för den moderna medicin han förespråkar.

人間の精神に備わったこの貴重な力は、これまで見すごされてきたが、彼にいわせれば、それこそが治療という現象における内的な原動力なのである。

Denna dyrbara kraft i det mänskliga psyket, som hittills förbises, är enligt honom den inre drivkraften i fenomenet healing.

「病院の環境を変えることによって、いろいろなことができます」マクレーランドはあるとき、医学関係者の集まりでこんな発言をした。

"Du kan göra mycket genom att förändra sjukhusmiljön," sa McClelland en gång till en sammankomst av medicinsk personal.

「病院をリラックスできる場に、自然に思いやりのこころが生まれるような場に、たえず何かに追われているような気分から解放されるような場にすればいいんです。

Vi måste göra sjukhuset till en plats där människor kan koppla av, en plats där medkänsla uppstår naturligt, en plats där de blir befriade från den ständiga känslan av att bli jagade av något.

つまり、健康な環境にすればね。医師も看護師もソーシャルワーカーも、その気になればできますよ。だれかを愛することは、愛する相手の健康にとってひじょうにいい効果があるんです。そして、たぶん、愛した人自身の健康にとっても」

Vi måste med andra ord skapa en hälsosam miljö. Läkare, sjuksköterskor och socialsekreterare kan göra det om de vill. Att älska någon är väldigt bra för hälsan för både den som ger kärlek och den som får kärlek.

【参考文献】内なる治癒力　こころと免疫をめぐる新しい医学
（著者）スティーヴン・ロック＋ダグラス・コリガン
（監修）：池見酉次郎（訳）田中彰＋堀雅明＋井上哲彰＋浦尾弥須子＋上野圭一

これを読みながら、私が、推奨する愛と友情のエネルギーの使い方が読んで字の如（ごと）く証明されているかのような錯覚（さっかく）に陥（おちい）りました。

När jag läste detta hade jag illusionen att användningen av kärlekens och vänskapens energi var bokstavligen dokumenterad.

もし、愛と友情のエネルギーの使い方を実践することによって、胸腺（きょうせん）に刺激が与えられ、T細胞を強力に活性化する事象を確認することさえできれば、医学的にがんを抑える効果があると証明されたことになります。

Genom att öva på att använda energin av kärlek och vänskap stimuleras tymus, och om vi kan bekräfta en händelse som starkt aktiverar T-celler, kommer den medicinskt bevisas att vara effektiv för att undertrycka cancer.

と、まぁ、そういうことを思いついたわけです。しかし、医学者でもなく、科学者でもない、わたしが、これを確認するには、どうすればいいのだろう…今、すぐに、答えが見つからなかったため、保留して次に進みます。

Det var vad jag kom på. Men jag är varken läkare eller vetenskapsman, hur kan jag bekräfta detta? Just nu har jag inte hittat något svar, så jag lägger det på is och går vidare.

T細胞

T-celler

　胸腺（きょうせん）の調査で、T細胞を活性化できれば、免疫機能がアップしてがんを抑制（よくせい）することができるという話でした。今回は、それに引き続きT細胞とはなにかを調査しました。僕の言葉で書いても、説得力が欠けるため、本の中身を引用します。

I tymusforskningen fick jag höra att om T-celler kan aktiveras kan immunförsvaret förbättras och cancer dämpas. Den här gången fortsatte vi att undersöka vad T-celler är. Även om jag skriver det med mina egna ord saknar det övertygelse, så jag kommer att citera bokens innehåll.

　免疫機能が、がん細胞を攻撃する仕組みが次第にわかってきています。

Mekanismen genom vilken immunsystemet angriper cancerceller förstås gradvis.

　ひとつが、ナチュラル・キラー（NK）細胞によるものです。NK細胞は、原始的な本能をもっていて、自分ではないものを見つけると即刻、攻撃を仕掛け、排除しようとします。ひじょうに強力な殺傷力があるので、活性化させることでがんが劇的に縮小したという例はたくさん出ています。

En är av naturliga mördarceller (NK). NK-celler har

primitiva instinkter, och när de hittar något som inte är deras eget attackerar de omedelbart och försöker eliminera det. På grund av dess kraftfulla dödande kraft finns det många exempel på dramatisk krympning av cancer genom att aktivera NK-celler.

　NK細胞は、組織的に管理されて動くのではなく、ゲリラ的に神出鬼没といった行動を得意としています。
　NK-celler är bra på att agera på ett gerillaliknande sätt, snarare än att kontrolleras systematiskt.

　もうひとつが、T細胞（ヘルパーT細胞、キラーT細胞、サプレッサーT細胞）を中心としたシステマチックな免疫活動があります。
　En annan är systematisk immunaktivitet centrerad på T-celler (hjälpar-T-celler, mördar-T-celler, suppressor-T-celler).

　T細胞は、抗原抗体反応とよく似た抗原・T細胞受容体反応に支配されていますから、抗原を認識するという過程が、必要です。T細胞は、すぐそばにがん細胞があったとしても、抗原として認識できなければ見逃してしまいます。
　Eftersom T-celler styrs av antigen-T-cellreceptorreaktioner som är mycket lika antigen-antikroppsreaktioner, är processen att känna igen antigener nödvändig. Även om det finns cancerceller i närheten kommer T-celler att sakna dem om de inte kan känna igen dem som antigener.

抗原があることをT細胞に知らせるのが、抗原提示細胞と呼ばれるマクロファージや樹状（じゅじょう）細胞です。抗原提示細胞は、がん細胞を取り込んで消化し、その情報をヘルパーT細胞に伝えます。

　Det är "makrofager och dendritiska celler" som kallas antigenpresenterande celler som informerar T-celler om förekomsten av antigener. Antigenpresenterande celler får i sig och smälter cancerceller och skickar informationen vidare till T-hjälparceller.

　情報を受けたヘルパーT細胞はサイトカイン類を放出することで、がん細胞を攻撃するキラーT細胞に抗原を作らせ、活性化させてがん細胞排除の体制を作るのです。

　Hjälpar-T-cellerna som tar emot informationen frisätter cytokiner för att få de mördar-T-celler som angriper cancerceller att producera antigener, aktivera mördar-T-cellerna och skapa ett system för att eliminera cancerceller.

【参考文献】がんを治す医療辞典決定版　最新の現代医学から確かな代替療法まで。
「がん」と闘うための総合辞典
（総監修）帯津良一

　読みながら、縦（たて）に首を振りながら「ふ〜ん」って思いました。
　Jag tänkte "hmm" när jag läste.

複雑な仕組みでがんを抑制する機能が人間に備わっているんだなぁと感心するのでした。
　Jag blev imponerad av att människor har förmågan att undertrycka cancer genom en komplex mekanism.

　話の中身がわからなくとも、独自に動くナチュラル・キラー（NK）細胞と、システマチックに動くT細胞達が、体の免疫機能を担っていることが、なんとなしに理解できてたらいいのかなぁと思いました。
　Även om du inte förstår innehållet i berättelsen så vore det trevligt om du på något sätt kunde förstå att naturliga mördarceller (NK) som rör sig oberoende och T-celler som rör sig systematiskt är ansvariga för kroppens immunförsvar, tänkte jag.

　もちろん、読み込んで理解もしておりますが、おさらいの意味を込めて記述していきます。
　Självklart har jag läst och förstått det, men jag kommer att skriva det med innebörden av en recension.

システマチックに動くT細胞達の説明をしますと、キラーT細胞と言うのが、がん細胞を攻撃する役目を担っていて、抗原提示細胞（マクロファージや樹状細胞）が、がんを発見し、がんを認知して、がん細胞を取り込み、その情報をヘルパーT細胞に伝えて、ヘルパーT細胞がサイトカイン類を放出してキラーT細胞に抗原を提示し、キラーT細胞を活性化させ、攻撃態勢を整えてから、がん細胞を攻撃する、システマチックな仕組みをT細胞達はもっています。

　Jag kommer att förklara T-cellerna som rör sig systematiskt. Killer T-celler är ansvariga för att attackera cancerceller. Antigenpresenterande celler (makrofager och dendritiska celler) upptäcker cancer, känner igen cancer, tar in cancerceller och förmedlar informationen till T-hjälparceller. T-hjälparceller som tar emot denna information frisätter cytokiner, presenterar antigener till mördar-T-celler, aktiverar mördar-T-celler, förbereder sig för att attackera och attackerar cancerceller på ett systematiskt sätt.

　人体にある細胞達が連携して、人間の免疫機能を担っている事象が本を読みながら見えてきました。

　När jag läste boken började jag se hur cellerna i människokroppen samarbetar för att stödja det mänskliga immunförsvaret.

免疫細胞の種類の整理
typer av immunceller

免疫細胞の種類の整理をしておきたいと思います。
Jag skulle vilja organisera typerna av immunceller.

これまでに、T細胞達が免疫機能に活躍していることを書いてきました、が、しかし、T細胞達とは何かといったことについて、言及をしてきませんでした。ここでは、その部分を紐解（ひもと）いていきたいと思います。
Hittills har jag skrivit att T-celler är aktiva i immunfunktionen, men jag har inte nämnt vad T-celler är. Jag skulle vilja bryta ner den delen här.

人間の血液は、赤血球、白血球、血小板と液体成分の血しょうで成り立っていると学生の頃に理科か化学で習った記憶がある方が多いのではないかと想像しています。その中の、白血球のお話です。
Jag föreställer mig att det finns många människor som minns att mänskligt blod består av röda blodkroppar, vita blodkroppar, blodplättar och plasma, en flytande komponent, som de lärde sig inom naturvetenskap eller kemi när de var studenter. Detta är historien om vita blodkroppar.

白血球には、リンパ球、単球（マクロファージ、樹状細胞）、顆粒球（かりゅうきゅう）が含まれています。その中のリンパ球には、Tリンパ球、Bリンパ球、ナチュラル・キラー（NK）細胞が含まれています。その中のTリンパ球には、キラーT細胞やヘルパーT細胞が含まれています。
　Leukocyter inkluderar lymfocyter, monocyter (makrofager, dendritiska celler) och granulocyter. Lymfocyter i den inkluderar T-lymfocyter, B-lymfocyter och naturliga mördarceller (NK). Bland T-lymfocyterna finns mördar-T-celler och hjälpar-T-celler.

　ここまで、読んでいただければ、これまで、説明してきた、T細胞はTリンパ球と呼ばれていることに気がつきます。胸腺から出てくるのはTリンパ球（T細胞）なんだなぁと認識できれば御の字です。
　Om du har läst så här långt kommer du att märka att de T-celler som vi har förklarat hittills kallas T-lymfocyter. Jag skulle uppskatta om du kunde känna igen att det är T-lymfocyter (T-celler) som kommer ut ur tymus.

ヘルパーT細胞とサイトカイン
Hjälpar-T-celler och cytokiner

ヘルパーT細胞が出すサイトカインの説明を引用します。
Jag kommer att citera beskrivningen av cytokiner som produceras av T-hjälparceller.

　サイトカインは、一つひとつの細胞から分泌されるタンパク質で、細胞間伝達分子と呼ばれているように、様々な情報を運び、その情報によって細胞を活性化させたり、鎮（しず）めたりする役割を果たしています。
　Cytokiner är proteiner som utsöndras från varje cell, och som de kallas intercellulära kommunikationsmolekyler, bär olika information och spelar rollen som aktiverande eller lugnande celler enligt informationen.

　構造や作用によって、いくつもの種類のサイトカインがあることがわかっています。がん細胞と免疫にかんするサイトカインとしては、インターロイキン、インターフェロン、腫瘍壊死因子（しゅようえしいんし）がよく知られています。
　Vi vet att det finns flera typer av cytokiner, beroende på deras struktur och verkan. Interleukiner, interferoner och tumörnekrosfaktorer är välkända cytokiner relaterade till cancerceller och immunitet.

がん細胞が発見されると、マクロファージや樹状細胞が、がん細胞やその死骸を食べると同時に、どんな種類のがんが発生したのかをT細胞に知らせます。情報を受けたT細胞は興奮し活性化されます。そして、ヘルパーT細胞が、攻撃部隊であるキラーT細胞を目覚めさせ、がん細胞に攻撃を仕掛けるのです。

　När cancerceller hittas äter makrofager och dendritiska celler upp cancercellerna och deras döda kroppar, och berättar samtidigt för T-celler vilken typ av cancer som har utvecklats. Efter att ha tagit emot informationen exciteras och aktiveras T-cellerna. Hjälpar-T-cellerna väcker mördar-T-cellerna, som är den attackerande kraften, och attackerar cancercellerna.

　この一連のシステムの仲立ちをしているのが、サイトカインです。IL-2、IL-12などが刺激伝達の役割を果たします。免疫細胞のひじょうに緻密（ちみつ）なシステムがよく言われますが、サイトカインがあってはじめて成り立っているものなのです。

　Cytokiner förmedlar denna serie av system. IL-2, IL-12, etc. spelar en roll vid stimulansöverföring. Ett mycket tätt system av immunceller sägs ofta, och det är möjligt tack vare cytokiner.

【参考文献】がんを治す医療辞典決定版　最新の現代医学から確かな代替療法まで。「がん」と闘うための総合辞典（総監修）帯津良一

ヘルパーT細胞の説明を引用します。
　Jag kommer att citera beskrivningen av T-hjälparceller.

　免疫の研究が進んで、興味深い事実が数多くわかってきました。その一つが、免疫には「液性免疫」と「細胞性免疫」があるということです。
　Framsteg inom immunologisk forskning har avslöjat många intressanta fakta. En av dem är att det finns "humoral immunitet" och "cellulär immunitet" i immunitet.

　液性免疫は、真菌や細菌に対する免疫です。マクロファージや樹状細胞が真菌や細菌を取り込み、その情報をヘルパーT細胞に伝えます。ヘルパーT細胞は二種類あり、この時に活性化するのは、２型のヘルパーT細胞（Th2）です。Th2は、IL-4、IL-5、IL-10などを分泌して、B細胞などを刺激します。
　Humoral immunitet är immunitet mot svampar och bakterier. Makrofager och dendritiska celler tar upp svampar och bakterier och skickar informationen vidare till T-hjälparceller. Det finns två typer av hjälpar-T-celler och typ 2-hjälpar-T-celler (Th2) aktiveras vid denna tidpunkt. Th2 utsöndrar IL-4, IL-5, IL-10, etc. för att stimulera B-celler och andra.

細胞性免疫は、がん細胞などに対する免疫です。マクロファージや樹状細胞は、がん細胞を取り込んだのち、１型ヘルパーT細胞（Th1）を活性化させるためのサイトカインであるIL-12を放出します。Th1は、IL-2やインターフェロンγ（IFN-γ）を出して、キラーT細胞やNK細胞を活性化させます。

　Cellmedierad immunitet är immunitet mot cancerceller. Efter att ha uppslukat cancerceller frisätter makrofager och dendritiska celler IL-12, ett cytokin som aktiverar typ 1-hjälpar-T-celler (Th1). Th1 utsöndrar IL-2 och interferon-y (IFN-y) för att aktivera mördar-T-celler och NK-celler.

　液性免疫と細胞性免疫は、お互いに微妙なバランスを取り合っています。２つの細胞には、一方が高まりすぎると、一方を抑制してしまうという関係があることがわかってきました。

　Humoral och cellulär immunitet är i en delikat balans med varandra. Det har visat sig att det finns ett samband mellan de två cellerna, där om den ena är för hög, dämpas den andra.

　つまり、がん細胞を攻撃する細胞性免疫が十分に働くためには、液性免疫の作用が抑えられなければならないのです。

　Med andra ord, för att cellmedierad immunitet, som angriper cancerceller, ska fungera tillräckligt måste verkan av humoral immunitet undertryckas.

免疫力は、「液性」「細胞性」を区別することなく全体で「高まる」「低下する」という図式で語られてきましたが、より深く研究していくと、デリケートなバランスがあることがわかってきたのです。

Immunitet har beskrivits i termer av "ökning" och "minskning" som helhet utan att skilja mellan "humoral" och "cellulär". Men vid djupare studier blev det tydligt att det finns en känslig balans.

免疫が高まるといっても、がんを治療するには、細胞性免疫の方を高めないと意味がないということになります。

Även om immuniteten förstärks är det meningslöst att behandla cancer om inte cellmedierad immunitet förstärks.

そのためには、IL-12やIFN-γというサイトカインの産生で促(うなが)すことが必要となってくるのです。

För detta ändamål är det nödvändigt att främja produktionen av cytokiner såsom IL-12 och IFN-y.

【参考文献】がんを治す医療辞典決定版　最新の現代医学から確かな代替療法まで。「がん」と闘うための総合辞典
（総監修）帯津良一

読みながら、首を縦(たて)に振りながら「ふ〜ん」って思いました。

Jag tänkte "hmm" när jag läste.

専門用語を見ると、読み込む前に「うっ」となって敬遠（けいえん）してしまいがちですが、言っていることは単純で、私達の人体は、真菌や細菌の病気に対しては、２型のヘルパーT細胞を介してB細胞などを刺激して液性免疫を獲得（かくとく）しています。

　Det är lätt att dra sig undan facktermer, men det jag säger är enkelt. Vår människokropp får humoral immunitet mot svamp- och bakteriesjukdomar genom att stimulera B-celler via hjälpar-T-celler av typ 2.

　また、がん細胞やウィルスに感染した細胞（コロナや風邪）の病気に対しては、１型のヘルパーT細胞を介してキラーT細胞やNK細胞を活性化させて細胞性免疫を獲得（かくとく）しています。

　Dessutom, mot sjukdomar orsakade av cancerceller och virusinfekterade celler (coronavirus och förkylningar), förvärvas cellmedierad immunitet genom att aktivera mördar-T-celler och NK-celler via hjälpar-T-celler av typ 1. ökning.

　この２つの免疫機能は絶妙なバランスを保ちながら作用していて、どちらか一方が高まれば、どちらか一方が抑えられる仕組みとなっています。

　Dessa två immunfunktioner fungerar samtidigt som de upprätthåller en perfekt balans, och om den ena ökar, dämpas den andra.

　このことから、分かってくることは、T細胞が中心になって免疫系を支配していることが見えてきます。

Av detta kan vi se att T-celler spelar en central roll för att kontrollera immunförsvaret.

ここが肝心なところと理解していただけたら御の字です。
Jag hoppas att du kan förstå att detta är nyckelpunkten.

T細胞は胸腺から作られていることが知られていますから、T細胞を安定的に供給できるように胸腺を活性化することができれば、真菌や細菌の病気も、がんやウィルスに感染した細胞の病気（コロナや風邪）も、バランス良く免疫を獲得（かくとく）することが可能になると推測できます。
Det är känt att T-celler tillverkas av tymus. Därför, om vi kan aktivera tymus för att ge en stabil tillgång på T-celler, kommer vi att kunna förvärva välbalanserad immunitet mot svamp- och bakteriesjukdomar samt cancer och virusinfekterade cellsjukdomar (coronavirus och förkylningar). anta att det kommer att vara möjligt.

がんもコロナも、ほとんどの病気が胸腺から発生するT細胞にかかっていることが見えてきます。胸腺を活性化することさえできれば、怖いものなしとなることが手に取るように推測できるわけです。
Vi kan se att de flesta sjukdomar, både cancer och corona, beror på T-celler som genereras från tymus. Så länge du kan aktivera tymus kan du gissa att det inte kommer att finnas något att frukta.

自律神経
Autonoma nerver

自律神経を主軸に免疫機能を調べました。その内容を引用します。

Vi undersökte immunfunktionen centrerad på det autonoma nervsystemet. Jag kommer att citera dess innehåll.

自律神経は本来、心臓や胃腸、呼吸器、血管、汗腺などのはたらきをコントロールしている神経です。脳の指令を受けずに独立してはたらくことから、自律神経と呼ばれています。脳が休んでいる睡眠時間でも、自律神経のコントロールによって心臓は休まずにはたらき続けています。

Autonoma nerver är ursprungligen nerver som styr funktionerna i hjärtat, mag-tarmkanalen, andningsorganen, blodkärlen och svettkörtlarna. Det kallas det autonoma nervsystemet eftersom det fungerar självständigt utan att ta emot kommandon från hjärnan. Även under sömnen, när hjärnan vilar, fortsätter hjärtat att arbeta utan vila på grund av kontrollen av det autonoma nervsystemet.

自律神経には、交感神経と副交感神経があり、正反対のはたらきをしています。交感神経は運動や緊張をしたときなどに優位になり、心臓の拍動を高め、血管を収縮させ、体を活動的な状態にします。

Det autonoma nervsystemet består av de

sympatiska och parasympatiska nervsystemen, som har motsatta funktioner. Det sympatiska nervsystemet blir dominerande under träning och spänningar, vilket ökar hjärtslag, drar ihop blodkärlen och sätter kroppen i ett aktivt tillstånd.

　一方の副交感神経は、休息しているときに優位になる神経で、心拍数を下げ、血管を拡張します。副交感神経がはたらくことで、心身がリラックスし、消化液の分泌や排便が促（うなが）されます。

De parasympatiska nerverna är å andra sidan dominerande i vila, saktar ner hjärtfrekvensen och vidgar blodkärlen. Genom att arbeta med de parasympatiska nerverna avslappnas sinnet och kroppen, och utsöndringen av matsmältningssafter och avföring stimuleras.

　白血球は、赤血球とともに血液の重要な成分のひとつです。赤血球が栄養分や酸素を細胞に運び、老廃物や二酸化炭素を回収するという仕事をしています。

Vita blodkroppar är en av de viktiga komponenterna i blod tillsammans med röda blodkroppar. Röda blodkroppar transporterar näringsämnen och syre till cellerna och tar bort slaggprodukter och koldioxid.

　一方、白血球は感染やがんから体を守るはたらきをしています。その数は、赤血球が１０００個に対して白血球が１個という割合です。

Å andra sidan arbetar vita blodkroppar för att skydda kroppen från infektioner och cancer. Förhållandet är 1 vit blodkropp till 1000 röda blodkroppar.

白血球の中身を見ると、健康な人では顆粒球（かりゅうきゅう）がおおむね６割に対して、リンパ球がおおむね４割の割合です。

Om man tittar på innehållet i vita blodkroppar, hos en frisk person, är cirka 60 % granulocyter och cirka 40 % är lymfocyter.

顆粒球は、真菌や大腸菌、細胞の死骸、カビなどの比較的大きなサイズの異物を食べて処理します。このときに、酸化力の強い物質（活性酸素）を出して異物を破壊します。活性酸素ががんの発生、増殖と大いにかかわっています。

Granulocyter äter och bearbetar relativt stora främmande ämnen som svampar, E. coli, döda celler och mögel. Vid denna tidpunkt frigörs ämnen med stark oxiderande kraft (aktivt syre) för att förstöra främmande ämnen. Aktivt syre är mycket involverat i utvecklingen och tillväxten av cancer.

リンパ球は、ウィルスなど小さな異物を排除するときに活躍します。リンパ球は、異物を「抗原」として認識すると、「抗体」と呼ばれるタンパク質を作り、異物に対して無毒化するようにはたらきかけます。リンパ球には、ナチュラル・キラー（NK）細胞、T細胞、B細胞などの種類があります。

Lymfocyter är aktiva för att eliminera små främmande ämnen som virus. När lymfocyter känner igen främmande ämnen som "antigener" producerar de proteiner som kallas "antikroppar" och arbetar för att avgifta de främmande ämnena. Typer av lymfocyter inkluderar naturliga mördarceller (NK), T-celler och B-celler.

自律神経と白血球の間には、緊密な関係があります。
Det finns ett nära samband mellan autonoma nerver och vita blodkroppar.

自律神経は、内臓のはたらきを調整するときに神経の末端から神経伝達物質を分泌します。交感神経からはアドレナリンが、副交感神経からはアセチルコリンが出て内臓に緊張やリラックスの指令を出すのです。
Autonoma nerver utsöndrar signalsubstanser från nervändar för att reglera funktionen hos inre organ. Adrenalin frisätts från de sympatiska nerverna och acetylkolin frisätts från de parasympatiska nerverna, som ger kommandon till de inre organen för att framkalla spänningar och avslappning.

アドレナリンは、心も体も緊張させます。心臓の鼓動を上げ、血管を収縮させます。逆に、アセチルコリンは、心身をリラックスさせます。消化や吸収、排泄を促進する作用もあります。

Adrenalin gör både kropp och själ spänd. Ökar hjärtfrekvensen och drar ihop blodkärlen. Omvänt slappnar acetylkolin sinnet och kroppen av. Det främjar också matsmältning, absorption och utsöndring.

　白血球の顆粒球とリンパ球では、アドレナリンやアセチルコリンに対して違う反応をします。顆粒球はアドレナリンで活発になり、アセチルコリンで活動が抑制されます。リンパ球はその反対です。
　Vita blodkroppar, granulocyter och lymfocyter, svarar olika på adrenalin och acetylkolin. Granulocyter aktiveras av adrenalin och hämmas av acetylkolin. Lymfocyter är motsatsen.

　つまり、交感神経が緊張すると、アドレナリンが分泌され顆粒球が反応します。副交感神経が優位になると、アセチルコリンが分泌されてリンパ球が反応します。反応するとは、活性化し、数も増えるということを意味しています。
　Med andra ord, när de sympatiska nerverna blir spända utsöndras adrenalin och granulocyter svarar. När den parasympatiska nerven blir dominant utsöndras acetylkolin och lymfocyter svarar. Att reagera innebär att aktivera och öka i antal.

　顆粒球は、外から侵入してきた比較的大きな異物を攻撃する細胞です。つかまえて溶かしてしまう攻撃パターンをもっていますが、このときに武器として使うのが活性酸素です。
　Granulocyter är celler som angriper relativt stora

främmande ämnen som har invaderat utifrån. Den har ett attackmönster av att fånga och smälta, men den använder aktivt syre som ett vapen.

　活性酸素はひじょうに不安定な酸素のことで、安定するために周りの分子から電子を奪い取ります。電子が奪われた分子は、酸化という現象を起こし、一気に活性を失ってしまいます。さびてボロボロになってしまうのです。この性質を利用して、顆粒球は異物を処理しています。

Reaktivt syre är syre som är så instabilt att det stjäl elektroner från omgivande molekyler för att stabilisera det. Molekyler som elektroner har berövats genomgår ett fenomen som kallas oxidation och förlorar sin aktivitet på en gång. Det kommer att rosta och falla isär. Med hjälp av denna egenskap bearbetar granulocyter främmande ämnen.

　交感神経が緊張して顆粒球が多くなると、活性酸素の量も増えてきます。

När det sympatiska nervsystemet blir spänt och antalet granulocyter ökar, ökar också mängden aktivt syre.

　通常、活性酸素は酵素によって除去されますが、酵素の能力を超えて発生した活性酸素は、あたりかまわず攻撃を仕掛けます。細胞が酸化し、DNAも傷つけられます。そのことが、細胞のがん化につながります。がん細胞が増殖していく原因にもなっているのです。

Normalt avlägsnas aktivt syre av enzymer, men aktivt syre som genereras bortom enzymernas förmåga kommer att attackera oavsett omgivningen. Celler oxideras och DNA skadas. Detta leder till cancerceller. Det får också cancerceller att växa.

　活性酸素は、呼吸や細胞の新陳代謝によっても発生しますが、顆粒球が発するものがかなりの割合を占めるといわれています。つまり、顆粒球が増えれば増えるほど、がんは発生しやすくなります。

　Aktivt syre genereras också av andning och cellmetabolism, men det sägs att det aktiva syre som emitteras av granulocyter står för en betydande andel. Med andra ord, ju fler granulocyter det finns, desto mer sannolikt är det att cancer utvecklas.

　がん治療のためには、顆粒球を増やさないようにしたほうがいいということになります。顆粒球が増えるということは、相対的にリンパ球が減ることを意味します。

　För cancerbehandling är det bättre att inte öka granulocyterna. En ökning av granulocyter innebär en relativ minskning av lymfocyter.

　顆粒球が増えることで、活性酸素による細胞のがん化が進み、がん細胞を排除するリンパ球の減少によって免疫力が下がるのですから、がん細胞にとっては最高に生きやすい環境といってもいいでしょう。

　När granulocyterna ökar blir cellerna cancerösa på grund av aktivt syre, och lymfocyter, som eliminerar cancerceller, minskar, vilket försvagar immunförsvaret.

　つまり、がんを治すには、活性酸素を発生させる顆粒球を少なくし、がんを排除しようとはたらくリンパ球を増やし、がん細胞が生きにくい環境を作ればいいわけです。
　Med andra ord, för att bota cancer är det nödvändigt att minska antalet granulocyter som genererar aktivt syre och öka antalet lymfocyter som försöker eliminera cancer och därigenom skapa en miljö där cancerceller inte kan överleva.

がんを引き起こす要因。
Faktorer som orsakar cancer.

　・はたらきすぎの寝不足さん
　・Överarbetad sömnberövad

　睡眠をしっかりとれている場合は良いのですが、３〜４時間の睡眠で、はたらき続けている人は、顆粒球の数が異常に多くなってしまい、活性酸素の量も増え、細胞の酸化が進みます。注意が必要です。
　Det är bra om du får en god natts sömn, men för personer som fortsätter att arbeta med 3 till 4 timmars sömn kommer antalet granulocyter att öka onormalt, mängden aktivt syre kommer att öka och oxidation av celler kommer att ske. Du borde vara försiktig.

・心の悩み
・hjärtats bekymmer

　不安や悩みや悲しみといったストレスは、脳の大脳辺緑系で感知され、視床下部へ伝えられます。

Stress som ångest, oro och sorg känns av i hjärnans limbiska system och överförs till hypotalamus.

　視床下部は、自律神経や内分泌などのコントロールを司る場所です。視床下部は、ストレス刺激を受けて、アドレナリンやノルアドレナリンを分泌させ、交感神経の緊張状態を作り出します。

Hypothalamus är en plats som styr det autonoma nervsystemet och endokrina. När hypotalamus får en stressstimulans utsöndrar den adrenalin och noradrenalin, vilket skapar ett tillstånd av sympatisk nervös spänning.

　その結果、心拍や呼吸が早まり、血圧が上がります。不安なことがあると、心拍が速くなるという体験はどなたにもあるのではないでしょうか。

Som ett resultat blir din puls och andning snabbare och ditt blodtryck stiger. Vi vet alla att ångest får ditt hjärta att slå snabbare.

　顆粒球を増やし、リンパ球を減らし、血流を悪くさせると

いう、がんを発生させ、増殖させる環境をもたらすのです。
　Genom att öka antalet granulocyter, minska antalet lymfocyter och försämra blodflödet skapar det en miljö för cancer att utvecklas och föröka sig.

　がん細胞の増殖を抑制し、治療にもって行くためには、リンパ球を増やして免疫力を上げなければなりません。
　För att undertrycka tillväxten av cancerceller och föra dem till behandling är det nödvändigt att öka lymfocyterna och öka immuniteten.

　リンパ球は副交感神経を優位にすることで増やすことができます。
　Lymfocyter kan ökas genom att göra de parasympatiska nerverna dominerande.

【参考文献】がんを治す医療辞典決定版　最新の現代医学から確かな代替療法まで。
「がん」と闘うための総合辞典
（総監修）帯津良一

顆粒球（かりゅうきゅう）とは
Vad är granulocyter

　細胞の中に殺菌作用のある成分を含んだ「顆粒」を持つ白血球の総称です。好中球、好酸球、塩基球の3種類に分けられます。
　Det är en allmän term för vita blodkroppar som har "granulat" innehållande komponenter med bakteriedödande verkan i cellerna. De är indelade i tre typer: neutrofiler, eosinofiler och basofiler.

【参考文献】国立研究開発法人国立がん研究センターのホームページ

読みながら、首を縦（たて）に振りながら「ふ〜ん」て思いました。
　När jag läste tänkte jag "Hmm."

　交感神経も副交感神経も、２種類のヘルパーＴ細胞と同様にお互いのバランスをとりながら作用し合っているんだなぁと思えたらいいのかなと思いました。
　Jag tänkte att det skulle vara trevligt att tänka att de sympatiska nerverna och de parasympatiska nerverna samverkar samtidigt som de balanserar varandra, precis som två typer av T-hjälparceller.

　おそらく、どちらも必要で、バランスよく生活することが求められていると私は解釈しました。昼間は交感神経優位の状態で活動して、夜間は副交感神経を優位にして睡眠することを心がければバランスが良い生活サイクルになるのではないかと思います。
　Jag tolkar att kanske båda är nödvändiga och att det krävs ett välbalanserat liv. Jag tror att om du försöker sova med det sympatiska nervsystemet dominerande på dagen och sova med det parasympatiska nervsystemet dominerande på natten så kommer du att få en välbalanserad livscykel.

　と、ここまででしたら、今までの、調査と変わりがなかったのですが、ついに、見つけました。どうすれば、免疫力が上がったと証拠として提示できるのか、いわば判断できる、評価対象物とは何か、その数値データはどうすれば得られるのか。その判断基準が見えてきました。

Fram till denna punkt var det ingen förändring från den tidigare utredningen, men jag hittade den till slut. Hur kan jag presentera bevis på att mitt immunförsvar har förbättrats? Med andra ord, vad är föremålet för utvärdering som kan bedömas? Hur kan jag få de numeriska uppgifterna? Jag hittade kriterierna för det.

自律神経免疫療法の評価基準。
Utvärderingskriterier för immunterapi i det autonoma nervsystemet.

治療はリンパ球の数や白血球のなかに占める割合をチェックして、効果を確認しながら進められます。
Behandlingen utförs samtidigt som man kontrollerar antalet lymfocyter och andelen vita blodkroppar för att bekräfta effekten.

健康な人の場合、血液1mm³（立方ミリメートル）あたり２３００～２６００個くらいのリンパ球が含まれています。
När det gäller en frisk person innehåller 1 mm³ (kubikmillimeter) blod cirka 2300 till 2600 lymfocyter.

２０００個くらいが下限で、これ以下になると免疫力が低下して病気になりやすくなると言われています。
Cirka 2 000 är den nedre gränsen, och det sägs att om antalet är mindre än detta kommer immunförsvaret att försvagas och människor blir mer mottagliga för sjukdomar.

がん患者は１５００個でも相当いいほうです。１５００個以下、抗がん剤などの治療を受けていると１０００個程度、それ以下になっている場合もあるといいます。

För cancerpatienter är 1500 ganska bra. Det sägs att antalet lymfocyter är 1 500 eller färre, och att det kan vara cirka 1 000 eller till och med färre om du får behandling såsom läkemedel mot cancer.

　自律神経免疫療法では、リンパ球を２０００個程度にまで回復させるのが目標です。２０００個を超えてくると免疫力がじわじわと力をつけてくるのです。

Målet med autonom immunterapi är att återställa antalet lymfocyter till cirka 2000. När den överstiger 2000 blir immunkraften gradvis styrka.

【参考文献】がんを治す医療辞典決定版　最新の現代医学から確かな代替療法まで。
「がん」と闘うための総合辞典
（総監修）帯津良一

これが欲しかった。これです。私が調べたかったこと。
Jag ville ha det här. Detta. vad jag ville ta reda på.

　これを軸に愛と友情のエネルギーの使い方の評価をしていけばいいんだなってことがわかりました。
Jag insåg att jag borde utvärdera hur man använder energin av kärlek och vänskap utifrån detta.

　これをお読みの読者で、身近にがん患者様がいる場合、早急に愛と友情のエネルギーの使い方を試してみる価値がございます。

Om du läser detta och har en cancerpatient nära dig är det värt att försöka använda energin av kärlek och vänskap så snart som möjligt.

私は、これから、私なりの研究を進めていきたいと考えております。
Från och med nu skulle jag vilja fortsätta med min egen forskning.

が、しかし、今すぐ結果が出せるものでもございません。
Det är dock inget som kan ge resultat direkt.

臨床試験と呼ばれる類のものをクリアしなければ医学的に認められたことにならないからです。
Detta beror på att det inte är medicinskt erkänt om det inte klarar det som kallas en klinisk prövning.

ですから、一朝一夕で達成できるようなものではございません。
Därför är det inget som kan uppnås över en natt.

胸腺（きょうせん）のまとめ
Sammanfattning av Thymus (tymus, eller brässen)

　愛と友情のエネルギーの使い方に医学的根拠はあるのか、その問いに答えると、愛の力により免疫機能への効果を期待する声が医学者の中から現れてきている事実を鑑（かんが）みても、人間の免疫機能を司る主要器官である胸腺がハートの中心あたりに潜んでいる事実を鑑（かんが）みても、これからの研究の余地があると結論づけます。

　Finns det en medicinsk grund för att använda energin av kärlek och vänskap? Jag ska svara på den frågan. Det finns ett faktum att vissa medicinska forskare har kommit att förvänta sig att kärlekens kraft kommer att ha en effekt på immunförsvaret. Det finns ett faktum att tymus, huvudorganet som kontrollerar mänsklig immunfunktion, är gömd i hjärtats mitt. Vi drar slutsatsen att det finns utrymme för ytterligare forskning.

　また。未解決の問題として愛と友情のエネルギーの使い方をすることにより医学的に胸腺に刺激が与えられ、免疫機能を司るT細胞などに影響を与え、人間の免疫機能がアップする事象の確認と証明がされていない事実がございます。

　olöst problem. Det faktum att användningen av kärlekens och vänskapens energi stimulerar tymuskörteln, påverkar T-celler som kontrollerar immunförsvaret etc. och ökar människans immunförsvar har inte bekräftats eller bevisats medicinskt.

　今後の課題として、愛と友情のエネルギーの使い方をする前とした後の血液を採取して免疫機能にどれだけの影響が現れて、どれだけの効果が得られるのか、また、継続的に半年間、3年間と、愛と友情のエネルギーの使い方をした場合の結果をみて、どれだけの影響が現れて、どれだけの効果が得られるのか、調査できれば、医学的に免疫力を高める手法として証明されることになるのではないかと期待しています。

　Jag kommer att presentera framtida utmaningar. Att ta blod före och efter att ha använt energin av kärlek och vänskap, hur mycket effekt kommer att visas på immunförsvaret och hur mycket effekt kommer att uppnås? Titta också på resultaten av att använda energin av kärlek och vänskap kontinuerligt i ett halvår till tre år, hur mycket inflytande kommer att visas och hur mycket effekt kommer att uppnås? Om det går att utreda hoppas jag att det ska bevisas som en metod för att öka immuniteten medicinskt.

　期待通りの結果が得られますと既存治療法などと併用して、がん治療に活かせる可能性を秘めているのではないかと推論づけています。

　Om de förväntade resultaten kan erhållas spekuleras det i att det finns en dold möjlighet att den kan användas vid cancerbehandling i kombination med befintliga behandlingsmetoder.

もし、愛と友情のエネルギーの使い方に医学的なエビデンスや、科学的なエビデンスがあることが証明されてまいりますと、福島県でがんに怯（おび）えながら暮らしている人々の不安を少しでも軽減することが出来るようになるのではないかと期待して、この文書を締めくくらせていただきたいと思います。

　Om medicinska och vetenskapliga bevis visar hur man använder energin av kärlek och vänskap, kommer det att vara möjligt att lindra ångesten hos människor som bor i Fukushima Prefecture som är rädda för cancer. Jag skulle vilja avsluta detta dokument med hopp om att det kommer att vara möjlig.

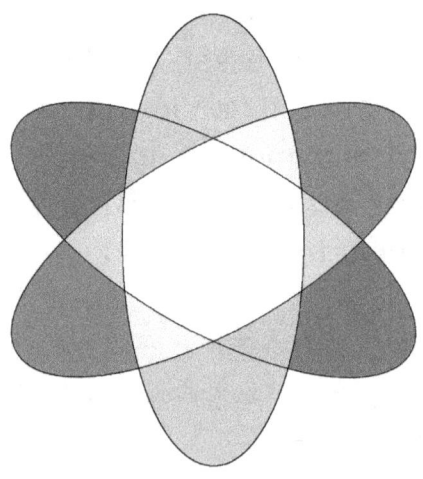

胸腺の活性化を体感した話
En berättelse om att uppleva aktiveringen av tymus

　上昇気流（アセンション）体験や覚醒体験を経て思うことがあります。
　Det finns saker jag tänker på efter att ha upplevt en stigande ström (uppstignings, ascension) upplevelse och en uppvaknande upplevelse.

　アセンションのクライマックスあたりに起こる現象の一つに胸腺（きょうせん）の活性化があります。肌感覚で体感できるレベルで胸腺の活性化が起こります。
　Ett av fenomenen som inträffar runt höjdpunkten av ascension är aktiveringen av tymus. Aktivering av tymus sker på en nivå som kan kännas genom huden.

　その時の現象を文字にすると、熱く滾（たぎ）る胸の中心と言いますか、心臓の少し上あたりに蝶（ちょう）のような蝶番（ちょうつがい）のようなイメージのエネルギー体を感じました。そのことを翼（つばさ）と表現しても良いかもしれません。熱く滾（たぎ）る日の鳥と表現しても過言ではないかもしれません。

Om jag skulle sätta ord på fenomenet på den tiden skulle jag säga att jag kände en energikropp i mitt hjärta, lite ovanför mitt hjärta, som ett gångjärn som en fjäril. Du kan kalla det vingar. Det kanske inte är en överdrift att beskriva det som en fågel av en brännande het sol.

　その胸腺の感覚を感じた時に、小４と言う言葉が連想されました。その頃の感覚を思い出して、あの頃の感覚って一番正しかった気がするなぁ。そして、一番良かった気がするなぁ。と思い返すのでした。男女の別がそれほど大きくなかった頃の感覚です…みんなが友達だった頃の感覚です。

När jag kände den där "tymus"-känslan kom ordet "fjärde klass" att tänka på. Jag minns känslorna jag hade när jag gick i fjärde klass, och jag känner att de känslor jag hade då var de mest korrekta. Och jag tycker att det är bäst. Jag kom ihåg. Det känns som när könsskillnaden inte var så stor... när alla var vänner.

胸腺が一生涯のうちで一番活性化される時期は小学４年生頃をピークにするのだそうです。小４をピークに胸腺は生涯をかけて７０歳くらいまで萎縮し続けていくそうです。小４と連想された体験と一致していてビックリしました。小４を年齢に換算すると１０歳です。
　Det verkar som att den tid då brässen är som mest aktiverad under ens livstid toppar runt fjärde klass i grundskolan. Det sägs att tymus kommer att fortsätta att atrofieras resten av ens liv, med en topp i fjärde klass i grundskolan, fram till ungefär 70 års ålder. Jag blev förvånad över att finna att det stämde överens med upplevelsen i samband med "fjärde klass grundskola". 4:e klass grundskoleelever är 10 år (cirka 10 år).

【参考文献】wikipedia調べ　https://ja.wikipedia.org/wiki/%E8%83%B8%E8%85%BA

　そう言われてみれば、あの頃を過ぎたあたりくらいから、男女の差が肉体的にも精神的にも大きく現れてきて、気が付いたら、大きな別が生まれていたなぁ。と…
　När jag tänker på det började skillnaden mellan män och kvinnor, både fysiskt och mentalt, dyka upp efter den tiden.

　そんなことあったなぁ…と、思いを巡らすのでした。
　Jag upplevde det för länge sedan. Det fick mig att tänka tillbaka på den tiden.

あの頃って、怪我（けが）をしても治りが良かった記憶があります。あれは、胸腺のおかげだったんだぁ。と思い返すのでした。

På den tiden minns jag att även om jag var skadad så läkte det bra. Det var tack vare tymus. Jag kom ihåg.

また、上昇気流（アセンション）体験や覚醒体験をして、胸腺が活性化されてまいりますと、まるで、子供の心を取り戻したかのような感覚を味わえます。

Dessutom, när tymus aktiveras genom upplevelsen av uppstigning och uppvaknande, kommer du att känna som om du har återfått ditt barns sinne.

子供の頃の感覚をリアルに味わえるような感覚です。

Det är en känsla av att man verkligen kan smaka på känslan av barndom.

純真な心と言いますか、なんでも楽しむ感覚と言いますか、いつも愉快（ゆかい）で楽しんでいるような、いつも笑っているような、ひじょうに良い、豊（ゆた）かな感覚を味わえます。

Du kan säga att det är ett oskyldigt hjärta, eller så kan du säga att det är en känsla av att njuta av allt, det är en väldigt bra och rik känsla av att du alltid är glad och trivs och alltid ler.

現代の社会に不満を抱いていて、報われていない感覚や、救われていない感覚を、お持ちの方がいらっしゃいましたら、ぜひ、一度、この感覚を味わってみてはいかがでしょうか。

Om du är missnöjd med det moderna samhället och har en känsla av att vara obelönad eller ofrälst, varför upplever du inte denna känsla en gång?

その感覚を味わえれるようになってまいりますと、ものの見方や考え方が一新されていって、満足して生きていける。そんな人生に変換していただけたら幸いです。

När du kommer för att kunna njuta av den känslan kommer ditt perspektiv och ditt tankesätt att förnyas, och du kommer att kunna leva med tillfredsställelse. Jag skulle uppskatta om du kunde omvandla det till ett sådant liv.

血液検査の結果から見る、表の事情と裏の事情
blodprovsresultat

　喜びの束（つか）の間、血液検査で見えてきた数値をピックアップします。血液検査の過去データ
　För en stunds glädje ska jag plocka upp siffrorna som har synts i blodprovet. Historiska blodprovsdata

採取日付 採取時間 伝票名	2016/05/10	2022/02/16 検体検査	2022/03/09 検体検査	2022/05/18 検体検査
WBC	6120	5240	5450	6780
RBC	563	550	565	552
Hgb	16.0	16.3	16.6	15.5
Hct	47.0	49.0	49.7	46.8
MCV	83	89	88	85
MCH	28.4	29.6	29.4	28.1 L
MCHC	34.0	33.3	33.4	33.1
PLT	24.9	31.9	34.7	37.9
白血球像				
Baso	0.3	0.6	0.7	0.6
Eosino	7.7 H	4.4	8.4 H	3.4
Stab				
Seg				
Neutro	62.3	53.4	46.0	62.7
Lympho	18.8	35.7	39.6	26.7
Mono	10.9 H	5.9	5.3	6.6
その他1	0.0	0.0	0.0	0.0
その他2	0.0	0.0	0.0	0.0
EBL	0.0	0.0	0.0	0.0
リンパ球（実数）	1150.0 L	1870.0 L	2160.0	1810.0 L
好中球（実数）	3810.0	2800.0	2500.0	4250.0
LD/IFCC		148	142	153
CK	83	436 H	90	166
BUN	15.3	11.6	11.9	18.0
CRE	0.91	0.93	0.91	0.84
UA		6.7	5.8	6.0
Na	142	142	142	142
K	3.9	3.9	3.7	3.7
Cl	102	106	105	104
HDL-C		43	40	38 L
LDL-C		172 H	195 H	197 H

２０２２年２月１６日、この日が初めて健康診断で再受診を促され掛かりつけの病院で受信した日です。この日に心臓のエコー検査などを受けて異常なしの診断を受けました。この時に、LDL-C、いわゆるLDLコレステロールの値が高いから、下げる努力をしていきましょうと告げられた日となります。

　Den 16 februari 2022 är dagen då jag blev ombedd att genomgå en medicinsk kontroll igen för första gången och fick den på mitt familjesjukhus. Den här dagen genomgick han ett ekokardiogram av hjärtat och fick diagnosen inga avvikelser. Vid den här tiden fick jag veta att mitt LDL-C, så kallat LDL-kolesterol, var högt och att jag skulle försöka sänka det.

２０２２年３月９日、この日が、１回目の経過観察日です。数値が悪化しているのがわかります。この当時、それまで毎日の日課だった晩酌を１ヶ月絶ったんだから大丈夫と、まぁまぁ軽い認識をしておりました。が、しかし、結果が出て、考え方を改める方向へと促されていきます。そして、栄養士の方からのアドバイスもあり、適度な運動、ウォーキングをする習慣を身につけていき、食事療法も取り入れていきました。

　Den 9 mars 2022, denna dag är den 1:e övergångsobservationsdagen. Du kan se att siffrorna blir sämre. På den tiden trodde jag att det skulle vara okej eftersom jag slutade dricka drinkar, som varit min dagliga rutin, i en månad. Men resultaten kommer ut, och jag kommer att uppmanas att ändra mitt tänkesätt. Sedan, med råd från en nutritionist, skaffade jag mig vanan att träna måttlig och gå och anammade även dietterapi.

２０２２年５月１８日、この日が、２回目の経過観察日です。個人的には自信がありましたが、しかし、結果は脆くも更なる悪化が認められ、なんでだ？なんでだ？あれだけやったのにって思うような結果でした。この当時、血液検査の結果は悪化しておりますが、体重が激減していたこともあって、主治医の先生から、努力の跡が見られるので薬は処方せず経過観察をして見ましょうと言われ、３ヶ月後に診て見ましょうと言う話でこの日は終わりました。

　Den 18 maj 2022, denna dag är den andra övergångsobservationsdagen. Jag var säker på att jag skulle bli bättre. Resultaten var dock ännu värre. Varför? Varför? Jag gjorde så mycket, men det blev resultatet. Blodprovsresultaten blir sämre, men jag har gått ner mycket i vikt, så min läkare sa till mig: "Jag kan se tecknen på dina ansträngningar, så låt oss observera framstegen utan att förskriva medicin." Jag fick veta att, Jag gjorde en reservation för att träffa en läkare igen om 3 månader, och den här dagen var över.

また、栄養士さんからのアドバイスで、袋とじインスタントラーメンの調理法で、それまでは、スープと具材（キャベツなど）と一緒に麺を茹でて、そのまま召し上がっていましたが、麺をスープとは別で茹でて湯切りしていただく方法を提案され、試して見たところ、あのこってりなラーメンが、あっさりラーメンへと変貌する調理法を教えていただいて、これならイケると、俄然やる気になっていたのを思い出します。

Jag fick också råd av en dietist. Det är en tillagningsmetod av "snabbnudlar i en påse". Fram till dess kokades nudlarna tillsammans med soppan och ingredienserna (kål mm) och åts som de var. Dietisten rådde mig dock att koka nudlarna separat från soppan och rinna av det varma vattnet. När jag provade det förvandlades den där rika ramen till en lätt ramen. Jag minns att jag plötsligt blev motiverad.

　また、運動のウォーキングも、運動公園にある野球場の周りをグルグル回る方法から、景色を観察しながら歩くウォーキング、例えるならば、図書館まで歩いていって、図書館でクールダウンしながら読書して、良い感じになってきたらウォーキングを再開して家に帰るという方法を工夫しながら始めました。

För träning bytte jag från att gå runt basebollplanen i sportparken till att gå medan jag observerade landskapet. Till exempel tänkte jag på en metod att gå till biblioteket medan jag observerade landskapet, läsa medan jag svalkade på biblioteket och återvända hem medan jag tittade på landskapet igen när jag mådde bättre.

　同じ場所をグルグル回るウォーキングは目的がないから飽きてしまいますが、本を読みたいと目的を作って、動機付けて歩くウォーキングであれば意外と楽しめることに気がついたのでした。
　Att gå i cirklar runt samma ställe är tråkigt eftersom det inte har något syfte, men jag insåg att det kan vara förvånansvärt roligt att gå med en motivation att läsa en bok.

　その中でも、半分歩けたらパイナップルジュースを飲んで良しとか、色々なご褒美を自分に与えたり、やり方を工夫していきました。
　Bland dem gav jag mig själv olika belöningar, som att dricka ananasjuice när jag kunde gå halvvägs, och hittade på sätt att göra det.

２０２２年８月１０日
10 augusti 2022

　そして、満を持して迎えた２０２２年８月１０日。結果が出ました。ＬＤＬコレステロールと書かれている場所を観察していただければ、ＬＤＬコレステロールの値が下がっていっているのがわかるかと思います。

　Och den 10 augusti 2022, som välkomnades fullt ut. Jag fick resultat. Om du observerar platsen där LDL-kolesterol står skrivet, kommer du att se att värdet av LDL-kolesterol minskar.

No	検査項目	結果	下限値	上限値	コメント	コメント2	単位名称
1	白血球数	5590	3500	9700			/MCL
2	赤血球数	533	M438	577			マン/MCL
3	血色素量	15.0	M13.6	18.3			G/DL
4	ヘマトクリット	46.2	M40.4	51.9			%
5	MCV	87	M 83	101			FL
6	MCH	28.1 L	M28.2	34.7			PG
7	MCHC	32.5	M31.8	36.4			%
8	血小板数	29.9	14.0	37.9			マン/MCL
9	白血球像						
10	好塩基球	0.5	0.0	2.0			%
11	好酸球	5.0	0.0	7.0			%
12	桿状核球		0.0	19.0			%
13	分葉核球		27.0	72.0			%
14	好中球	45.2	42.0	74.0			%
15	リンパ球	42.9	18.0	50.0			%
16	単球	6.4	1.0	8.0			%
17	その他1	0.0		0.0			%
18	その他2	0.0		0.0			%
19	赤芽球	0.0		0.0			/100WBC
20	リンパ球（実数）	2400.0			GT 2000		/MCL
21	好中球（実数）	2520.0					/MCL
22	LD/IFCC	136	120	245			U/L
23	CK	109	M 50	230			U/L
24	尿素窒素	14.6	8.0	20.0			MG/DL
25	クレアチニン	0.93	M 0.65	1.09			MG/DL
26	尿酸	6.7	M 3.6	7.0			MG/DL
27	ナトリウム	142	135	145			MEQ/L
28	カリウム	4.1	3.5	5.0			MEQ/L
29	クロール	108	98	108			MEQ/L
30	総コレステロール	212	150	219			MG/DL
31	中性脂肪	206 H	50	149			MG/DL
32	HDLコレステロール	40	M 40	80			MG/DL
33	LDLコレステロール	155 H	70	139			MG/DL

しかし、注意点があります。栄養士さんからのご指摘がありました。ウォーキングの時どんなドリンクを飲まれていますか？と問われたので、即答でパイナップルジュースです。って答えました。すると、栄養士さんの方が合点がいかれたようで「それだ」って言われました。僕は目が飛び出るように驚きました。笑。

Det finns dock en varning. Jag fick några råd av min dietist. Vilken typ av dryck dricker du när du går? Jag blev tillfrågad, så det omedelbara svaret är ananasjuice. Jag svarade. Sedan verkade nutritionisten fatta poängen och sa: "Det är det som är faktorn." Jag blev så förvånad att mina ögon sprang ut.

どうやら、甘いドリンクを飲むと中性脂肪が高くなるんだそうです。そこで、ウォーキングの際は、完全にパイナップルジュースを辞めるのは大変だろうから、お茶や麦茶などと交互に飲んでくださいねって愛嬌（あいきょう）の意をいただきました。

Att dricka söta drycker höjer tydligen "neutralt fett". Därför, när man går, skulle det vara svårt att helt sluta med ananasjuice, så han sa åt mig att varva drickandet med grönt te eller kornte.

と、目に見えるお話はここまでとして、ここからは、思いっきり常識を吹っ飛ばしたようなお話をしてまいります。

Detta är slutet på historien som kan ses med blotta ögat, och härifrån kommer jag att prata om en historia som blåser bort sunt förnuft.

２０１９年７月１０日より、クリスタルヒーリングを伝授され、毎日のようにように執り行っていった結果、半年後にアセンションを体験しました。それ以来、毎日のようにアセンションさせる日々を過ごしていき、２０２２年５月中旬頃、恐怖体験を伴（ともな）う覚醒体験をしました。覚醒体験へと移り進む過程にて、たまたま血液検査をしていたわけでした。

Från den 10 juli 2019 fick jag lära mig kristallhealing, och som ett resultat av att jag utförde det nästan varje dag upplevde jag uppstigning ett halvår senare. Sedan dess har jag tillbringat mina dagar med uppstigning nästan varje dag, och runt mitten av maj 2022 hade jag en uppvaknande upplevelse åtföljd av en skrämmande upplevelse. I processen att flytta till uppvaknande upplevelsen råkade jag ta ett blodprov.

では、２０２２年５月１８日の資料を見てまいりましょう。

Låt oss ta en titt på materialet för den 18 maj 2022.

２０２２年５月１８日、血液検査の結果
Blodprovsvar den 18 maj 2022

No	検査項目	結果	下限値	上限値	コメント	コメント2	単位名称
1	白血球数	6780	3500	9700			/MCL
2	赤血球数	552	M438	577			マン/MCL
3	血色素量	15.5	M13.6	18.3			G/DL
4	ヘマトクリット	46.8	M40.4	51.9			%
5	MCV	85	M 83	101			FL
6	MCH	28.1	L M28.2	34.7			PG
7	MCHC	33.1	M31.8	36.4			%
8	血小板数	37.9	14.0	37.9			マン/MCL
9	白血球像						
10	好塩基球	0.6	0.0	2.0			%
11	好酸球	3.4	0.0	7.0			%
12	桿状核球		0.0	19.0			%
13	分葉核球		27.0	72.0			%
14	好中球	62.7	42.0	74.0			%
15	リンパ球	26.7	18.0	50.0			%
16	単球	6.6	1.0	8.0			%
17	その他1	0.0		0.0			%
18	その他2	0.0		0.0			%
19	赤芽球			0.0			/100WBC
20	リンパ球（実数）	1810.0 L		GT 2000			/MCL
21	好中球（実数）	4250.0					/MCL
22	LD/IFCC	153	120	245			U/L
23	CK	166	M 50	230			U/L
24	尿素窒素	18.0	8.0	20.0			MG/DL
25	クレアチニン	0.84	M 0.65	1.09			MG/DL
26	尿酸	6.0	M 3.6	7.0			MG/DL
27	ナトリウム	142	135	145			MEQ/L
28	カリウム	3.7	3.5	5.0			MEQ/L
29	クロール	104	98	108			MEQ/L
30	総コレステロール	241 H	150	219			MG/DL
31	中性脂肪	125	50	149			MG/DL
32	HDLコレステロール	38 L	M 40	80			MG/DL
33	LDLコレステロール	197 H	70	139			MG/DL

この当時は、まだ、覚醒体験はしておりません。が、しかし、覚醒体験へと移り進む過程であったことは間違いありません。いわゆる、恐怖体験真（ま）っ只中（ただなか）の頃だったと思い返します。正確には２０２２年５月２７日に堪（たま）り兼（か）ねて病院に縋（すが）っていっていますし、２０２２年５月２１日の頃には当時ネット販売していた天然石ショップを閉じる決断をした閉店クーポンを発行している形跡があるので、おそらく、時期的に、かごめの話などが現れていた頃だと推測しています。

　Vid det här laget har jag ännu inte haft en uppvaknandeupplevelse. Det råder dock ingen tvekan om att det var en övergångsprocess till en uppvaknande upplevelse. Jag minns att jag var mitt uppe i en så kallad skräckupplevelse. För att vara exakt förlitar jag mig på sjukhuset den 27 maj 2022. Dessutom finns det bevis för att det runt den 21 maj 2022 utfärdades en slutkupong som beslutade att stänga naturstensbutiken som sålde online vid den tiden. Förmodligen runt den här tiden antar jag att historien om "Kagome" dök upp.

　その当時の血液の資料があるなんて、奇跡としか言いようがありません。よくぞ受診して血液検査していたなぁ。と今となっては健康診断に感謝しています。

　Jag kan bara säga att det är ett mirakel att det finns ett bloddokument från den tiden. Jag tror att jag tog ett blodprov vid rätt tidpunkt.

実際問題、覚醒体験をいつしたのかと言われると、正直、いつ、覚醒体験をしたのかは定かではありません。２０２２年６月初旬頃だったんだろうなと今、思い返します。

　På frågan när jag hade min uppvaknande upplevelse vet jag faktiskt inte när jag hade min uppvaknande upplevelse. Jag tror att det var i början av juni 2022.

　なぜ、この貴重な体験が曖昧（あいまい）になっているのかと言うと、覚醒体験へ移り進んで行く最中（さいちゅう）は、本当に何もかもを手放して行く過程にありました。２００万円かけて始めた天然石屋も閉店させ、それまで出版してきた本を全部廃盤にしたり、それまで発信してきた note のアカウントを完全に削除したりと、まぁ、まぁ、記録が残っていないのです。断片を洗いざらいして、だいたいこの辺にこんなことがあったよね。といった具合で、その当時の必死さを思い返します。

　Anledningen till att denna dyrbara upplevelse har blivit tvetydig är att jag under övergången till uppvaknandeupplevelsen var i färd med att verkligen släppa allt. Jag stängde också naturstensbutiken som jag startade med 2 miljoner yen. Alla böcker som hittills har publicerats har lagts ned. Jag raderade helt kontot som lade upp artikeln tills dess. Det finns inga register kvar. Jag befinner mig i en situation där jag samlar på minnesfragment, så värdefulla upplevelser fördunklas.

実際問題、当時は、本当に、それどころではなかった。
För att vara ärlig så var jag riktigt förvirrad på den tiden.

なぜならば、ヒーリングを人に伝えることにすら抵抗を覚えていたからです。こんな苦しい思いをするんだったら教えない方が良いのではないか、そもそも、アセンションや覚醒体験を望んでいる人がいるとも限らないし、僕のただの自己満足なんだったら、伝えることをやめた方がいいのではないかとか考えていました。

För jag var ovillig att ens berätta för folk om healing. Om du går igenom en så smärtsam och smärtsam upplevelse, vore det inte bättre att inte berätta det för dig? För det första vill inte alla människor ha uppstigning eller en uppvaknande upplevelse. Jag tänkte att om det bara var min självtillfredsställelse så borde jag sluta berätta för dem.

しかし、その体験後、正常に戻っていく体と、健常になる心と、思いがけない発見。覚醒体験へと移り進む過程にて発生する胸腺（きょうせん）の感覚。もしかしたら、この胸腺（きょうせん）の感覚を用いたヒーリングを伝授すれば、世の中の誰かが救われるかもしれないと思うようになってくると、ヒーリングを伝えて行く原動力になっていきました。

Men efter den upplevelsen återgick min kropp till det normala, mitt sinne blev friskt och jag gjorde en oväntad upptäckt. En tymuskänsla som uppstår i processen att övergå till en uppvaknande upplevelse. Jag började tänka att någon i världen kanske skulle kunna räddas om jag undervisade i healing med hjälp av denna "tymus"-känsla, och det blev drivkraften bakom min undervisning om healing.

　胸腺は人間の免疫機能の中枢、中核を担う存在で、コロナやガンから身を守るＴ細胞（Ｔリンパ球）を成熟させる器官であることがわかってきます。胸腺を活性化さすることさえできれば、人間の免疫機能を強化向上させることができると言えるのではないかと素人ながらに思えてならないわけであります。

Tymus spelar en central roll i människans immunförsvar, och det är nu känt att det är ett organ som mognar T-celler (T-lymfocyter) som skyddar kroppen från korona och cancer. Jag kan inte låta bli att tänka att om vi kan aktivera tymus kan vi säga att vi kan stärka och förbättra människans immunförsvar.

　そう言ったことが見えてきて、初めて、胸腺活性化ヒーリングを公開するに至った訳でありました。
　Det var först efter att jag insåg detta som jag kunde öppna Thymus Activation Healing för allmänheten.

また、２０２２年７月１９日に、家庭内にコロナ陽性患者が出て保健所の指示に従い一週間程、隔離生活をしました。
Den 19 juli 2022 fanns det en corona-positiv patient hemma och jag satt i karantän i ungefär en vecka enligt instruktionerna från folkhälsocentralen.

その際に胸腺活性化ヒーリングをして、どうなるのか様子をみてみたところ、僕自身、喉（のど）がイガイガするくらいの症状は出たものの、咳（せき）や発熱などの症状は出ることがなく、一週間の隔離生活を無事に過ごすことができました。
På den tiden gjorde jag "healing för att aktivera tymus" och såg vad som skulle hända. Jag hade själv symtom som gjorde att halsen irriterade mig, men jag hade inga symtom som hosta eller feber, och jag kunde tillbringa en veckas karantän på ett säkert sätt.

たまたま、僕にコロナが移らなかっただけか、胸腺活性化ヒーリングのおかげなのかはわかりませんが、難を逃れることができました。
Jag vet inte om det bara hände att jag inte fick coronaviruset eller på grund av läkningen som stimulerar aktiveringen av brässen, men jag kunde undkomma svårigheten.

また、コロナ陽性患者の方にも、胸腺活性化ヒーリングを伝授して、経過観察をしてみたところ、重症化せずに済んでいます。もちろん、薬のお陰もあってのことだとは思いますが、コロナ陽性患者の方が言うには、胸腺活性化ヒーリング

を行うことによって気分的に楽になったと事後報告を受けています。

　Dessutom lärde jag de coronapositiva patienterna läkning som uppmuntrar till aktivering av tymus och när jag följde upp dem blev de inte allvarligt sjuka. Jag tror förstås att det var tack vare medicinen, men den coronapositive patienten rapporterade att han blev mentalt lättad genom att utföra "läkning som främjar aktiveringen av bräss" Jag får

　ちなみにですが、うちの家族は全員、稀に見る、ワクチン未接種者です。そんな環境でも軽症で済んでいます。

　Förresten, hela min familj är sällsynta, ovaccinerade människor. Även i en sådan miljö är symtomen milda.

この経験後、２０２２年８月１０日に通院して血液検査を受けてきました。

Efter denna upplevelse åkte jag till sjukhuset den 10 augusti 2022 och fick ett blodprov.

　覚醒体験へと移り進む過程で奇跡的に血液検査をした結果と、覚醒体験を経てコロナにも打ち勝った後に血液検査をした結果を見比べてみると面白い結果が見えてきます。

Om du jämför resultaten av ett blodprov som mirakulöst utförts i processen att flytta till Awakening Experience och resultaten av ett blodprov efter att ha övervunnit corona efter att ha gått igenom Awakening Experience, kommer du att se intressanta resultat.

２０２２年５月１８日（覚醒体験前）
　リンパ球数（実数）　1810.0 /MCL
　好中球（実数）4250.0 /MCL
18 maj 2022 (Before Awakening Experience)
　Antal lymfocyter (reellt antal) 1810,0 /MCL
　Neutrofiler (reellt antal) 4250.0/MCL

２０２２年８月１０日（覚醒体験後）
　リンパ球数（実数）　2400.0 /MCL
　好中球（実数）2520.0 /MCL
10 augusti 2022 (efter uppvaknandeupplevelsen)
　Antal lymfocyter (reellt antal) 2400,0 /MCL
　Neutrofiler (reellt antal) 2520.0/MCL

もちろん、５月は花粉やカビが増殖する期間であることなど考察すると、季節的な数値の変化もあるでしょうし、一概にリンパ球数が上がっていれば良いと言う訳でもなくて、バランスが取れていることが求められています。
　Naturligtvis, med tanke på att pollen och mögel växer i maj, kommer det att ske säsongsmässiga förändringar i antalet. Det behöver inte betyda att det är bra om lymfocytantalet stiger utan det krävs att det är i balans.

　なぜならば、リンパ球数が異常に高くなると、それはそれで病気と疑われますし、リンパ球数が異常に低くなると、それはそれで病気を疑われます。
　Detta beror på att när lymfocytantalet är onormalt högt misstänks det vara en sjukdom, och när lymfocytantalet är onormalt lågt misstänks det vara en sjukdom.

　ですので、一概に量が多ければ良いと言うことではなくて、バランスが取れていて、尚且つ、活性化されていることが肝となります。
　Därför är det inte nödvändigtvis så att ju större mängd desto bättre, utan det är viktigt att det är välbalanserat och aktiverat.

　ですので、この数値から胸腺が活性化されたと判定することはできないと自覚しますが。結果的に数値は良いなぁって思っています。今、俺、健全だ。

Därför är jag medveten om att det inte går att bedöma att tymus aktiveras utifrån detta värde. Jag tycker att siffrorna är bra som ett resultat. Jag är frisk nu.

また、胸腺活性化ヒーリングで胸腺が活性化されたと評価する方法が見つかっていない現状に気が付いています。どうすれば、胸腺が活性化されたと評価できるのか知りたいなぁと思い始めています。

Jag är också medveten om den nuvarande situationen att ingen metod har hittats för att utvärdera att tymus har aktiverats av thymusaktiveringsläkning. Jag börjar undra hur jag kan utvärdera att tymus är aktiverad.

答えは見えているんだけど、どうやれば実証できるのかが謎なんです。

Jag kan se svaret, men hur man bevisar det är ett mysterium.

これからの課題だと自認しております。

Jag är övertygad om att detta kommer att bli en fråga för framtiden.

おわりに INNAN SLUTET

　本編にある愛と友情を用いたエネルギーの使い方を実践していきますと、3ヶ月後から半年後あたりで、ハートに昇る龍となる、上昇気流（アセンション）が起こるようになります。

　Om du övar på hur du använder energi med hjälp av kärlek och vänskap i huvudberättelsen, efter cirka 3 till 6 månader, kommer en stigande ström (uppstigning, ascension) att inträffa som kommer att bli en drake som stiger till ditt hjärta.

　初めて起きた時、驚きました。そして、愛と友情のエネルギーを用いることの素晴らしさに気づくようになります。
　När den första uppstigningen inträffade blev jag förvånad. Du kommer att inse hur underbart det är att använda energin av kärlek och vänskap.

　上昇気流（アセンション）は実際に起こるものだと、実在する話だと信じるようになりました。
　Jag kom att tro att uppstigningen var en verklig sak, en verklig historia.

そして、上昇気流（アセンション）を続けて行った結果、ハートから喉奥（のどおく）へと上昇気流（アセンション）が移り進んで行きます。

Och som ett resultat av att fortsätta uppgången (uppstigning, ascension), rör sig uppgången (uppstigning, ascension) från hjärtat till baksidan av halsen.

さらに、上昇気流（アセンション）を進めていきますと、頭蓋（ずがい）の中へと移り進んで行きます。しかし、ここまでは、純粋な快楽です。心地の良いものですし、幸せを享受（きょうじゅ）していました。

Dessutom, när du fortsätter att avancera uppstigningen (ascension), kommer du att flytta in i skallen. Men än så länge är det rent nöje. Det kändes bra och jag var glad.

しかし、僕の例で言いますと、愛と友情を用いたエネルギーの使い方を実践し始めて２年と１０ヶ月が過ぎた頃、頭蓋（ずがい）の中へと移り進んだ先、頭頂部に上昇気流が移り進んで行く最中（さなか）に、地獄の苦しみが現れ出でました。

Men i mitt fall har det gått 2 år och 10 månader sedan jag började använda energin av kärlek och vänskap. Resultatet av att flytta in i skallen. Mitt i uppgången som rörde sig upp och ner på toppen av mitt huvud dök en helvetisk plåga upp.

それまでの快楽とは一変して踠（もが）き苦しみます。寒気や悪寒や恐怖や不安にさいなまれ、苦楽を共にするアセンションへと進化していきました。

Det är helt annorlunda än nöjet fram till dess, och jag kommer att lida. Jag plågades av frossa, rädsla och ångest. Och det utvecklades till en uppstigning som delade glädje och sorg.

この先に起こる覚醒体験のことは、本書で詳しく説明してあります。是非、本書をループして読み起こして見てください。

Den efterföljande uppvaknandeupplevelsen beskrivs i detalj i den här boken. Läs den här boken om och om igen.

それでは、最後に、胸腺活性化ヒーリングを伝授します。
Slutligen kommer jag att lära dig "Healing som främjar aktivering av bräss".

胸腺(きょうせん)活性化ヒーリング
Läkning för att aktivera tymus, eller brässen

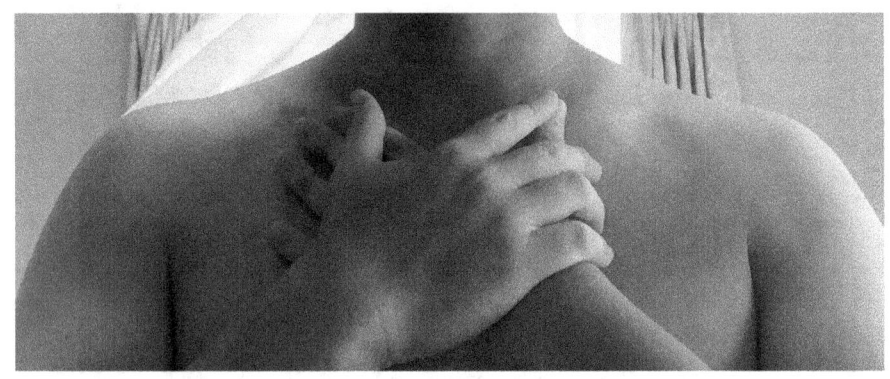

若き日のあなたにお伝え申します。
jag skulle vilja berätta för dig

　まず、左手親指を左側の鎖骨に当たるようにセットして、左手人差し指を右側の鎖骨に当たるようにセットしていただきます。そして、右手親指を左手人差し指上あたりに置き、右手人差し指を左手親指上あたりに置いてください。
　Placera vänster tumme på vänster nyckelben och vänster pekfinger på höger nyckelben. Placera höger tumme ovanför vänster pekfinger och höger pekfinger ovanför vänster tumme.

正確ではありませんが、だいたいその辺りに胸腺があると想像してください。そもそも、胸腺の位置は覚醒体験へと進む過程で体感していくことなので、ここでは言及を避けておきます。だいたい、あってればＯＫです。

Inte precis, men tänk dig att det finns en "tymus" runt den.

それでは、息をふぅ～っと吐き出してください。息を吐き出しきったら、素早く息を吸い込み、ゆっくり息を吐き出しながら、胸腺に伝えていきます。

Koncentrera dig på din andning. Säg det i ditt sinne när du andas ut.

あなた様に愛と友情をささげます。
わたしはあなた様を愛しております。
わたしはあなた様と友達です。
Jag erbjuder dig min kärlek och vänskap.
jag älskar dig
Jag är vän med dig.

声に出さず、心の声でお呟（つぶや）きください。これを息継ぎのたびに繰り返していきます。今のあなたに、時間的余裕があるなら、そのまま瞑想をしましょう。※特に瞑想する時間に決まりはありません。あなたの赴（おもむ）くままに心地よいだけ行っていただけたらと思います。

Säg det inte högt utan viska i ditt hjärta. Upprepa detta med varje andetag. Upprepa tills det är bekvämt. Om du har tid nu, låt oss meditera som det är.

ハートの中心より出てまいります、愛と友情のエネルギーの感覚を感じられた方はいらっしゃいますか？または、イメージやビジョン、サウンドやミュージック、動画や物語など、様々な形で何かを見せてくれるかもしれません。

Har någon av er känt energin av kärlek och vänskap som utgår från mitten av ert bröst, mitten av ert hjärta? Eller så kanske du kan se något i olika former genom ditt sinnesöga, till exempel bilder, ljud eller berättelser.

そんな感覚、感じがきたら、自分でこさえないで、もっと見せてくださいと言うように、抗わずに進んで体験していきましょう。これは自己に内在する存在が動き出しているその証拠なんです。

Om du känner så, håll inte tillbaka och fortsätt och upplev det som att du vill se mer av det. Detta är beviset på att tillvaron som är inneboende i jaget börjar röra på sig.

また、愛と友情のエネルギーの使い方をして起きたことは忘れないうちにメモにとっておきましょう。

Anteckna vad som händer när du använder energin av kärlek och vänskap innan du glömmer det.

僕の本はこのメモから作られています。

Min bok är gjord av detta memo.

www.ingramcontent.com/pod-product-compliance
Lightning Source LLC
Chambersburg PA
CBHW052349220526
45465CB00003BA/1019